Acerca de NCCN Guidelines for Patients®

NCCN National Comprehensive Cancer Network®

¿Sabía que los principales centros oncológicos de los Estados Unidos colaboran para mejorar la atención oncológica? Esta alianza de los principales centros oncológicos se denomina National Comprehensive Cancer Network® (NCCN®).

La atención oncológica está en cambio constante. NCCN elabora recomendaciones para la atención oncológica basadas en pruebas que utilizan los profesionales de atención médica de todo el mundo. Estas recomendaciones que se actualizan con frecuencia se denominan NCCN Clinical Practice Guidelines in Oncology (NCCN Guidelines®). NCCN Guidelines for Patients explican de manera sencilla estas recomendaciones de los expertos para las personas con cáncer y sus cuidadores.

Esta NCCN Guidelines for Patients se basa en NCCN Clinical Practice Guidelines in Oncology (NCCN Guidelines®) para pacientes con cáncer de pulmón de células no pequeñas, Versión 3.2025, 14 de enero de 2025.

Conozca cómo se desarrollan las NCCN Guidelines for Patients

NCCN.org/patient-guidelines-process

Ver NCCN Guidelines for Patients gratis en internet NCCN.org/patientguidelines	Buscar un centro oncológico de NCCN cerca de usted NCCN.org/cancercenters

Comuníquese con nosotros

Quiénes nos apoyan

NCCN Guidelines for Patients cuenta con el apoyo financiero de NCCN Foundation®

NCCN Foundation agradece profundamente a las siguientes empresas colaboradoras por hacer posible esta NCCN Guidelines for Patients: AbbVie; Boehringer Ingelheim Pharmaceuticals, Inc.; Daiichi Sankyo; Janssen Biotech, Inc.; Novocure y Regeneron Pharmaceuticals, Inc.

NCCN adapta, actualiza y aloja de forma independiente la guía de NCCN Guidelines for Patients. Nuestras empresas colaboradoras no participan en la elaboración de esta NCCN Guidelines for Patients y no se responsabilizan del contenido ni las recomendaciones que se incluyen en la presente guía.

Para hacer una donación u obtener más información, visite la página web o envíe un correo electrónico.

NCCNFoundation.org/Donate

PatientGuidelines@NCCN.org

Contenido

NCCN Foundation tiene como objetivo apoyar a los millones de pacientes y familias afectados por un diagnóstico de cáncer mediante la financiación y distribución de NCCN Guidelines for Patients. NCCN Foundation también se compromete a avanzar en los tratamientos contra el cáncer subsidiando a los médicos prometedores del país en el centro de innovación en cuanto a investigación del cáncer. Para obtener más detalles y acceder a la biblioteca completa de recursos para pacientes y cuidadores, visite NCCN.org/patients.

National Comprehensive Cancer Network (NCCN) y NCCN Foundation
3025 Chemical Road, Suite 100, Plymouth Meeting, PA 19462, EE. UU.

1

Acerca del CPCNP metastásico

El cáncer de pulmón de células no pequeñas (CPCNP) es el tipo de cáncer de pulmón más común. La terapia combinada con tratamiento complementario ha mejorado la vida de las personas con CPCNP. No obstante, el CPCNP que se ha extendido presenta desafíos a la hora de tratarlo.

¿Qué es el CPCNP metastásico?

El cáncer de pulmón de células no pequeñas (CPCNP) metastásico es una extensión anormal de ciertos tipos de células pulmonares en el revestimiento del pulmón u otro órgano.

Esta descripción es importante porque el tratamiento difiere entre los tipos de cáncer de pulmón y la ubicación del cáncer en el cuerpo.

Tipos de CPCNP

El CPCNP es un grupo de cánceres. Cada cáncer en este grupo afecta a un tipo diferente de célula pulmonar.

Si presenta uno de los siguientes cánceres, tiene CPCNP:

- El adenocarcinoma de pulmón afecta a las células pulmonares que producen moco.
- El carcinoma de células grandes de pulmón se forma a partir de células grandes en las vías respiratorias.
- El carcinoma de células escamosas de pulmón afecta a las células protectoras que recubren las vías respiratorias.

Existen más tipos de CPCNP, pero son mucho menos frecuentes. Algunos cánceres de pulmón son una combinación de los tipos de células.

Sitios metastásicos del CPCNP

Las células del cáncer de pulmón crecen sin control. También pueden desprenderse de un tumor pulmonar, extenderse fuera del pulmón y formar más tumores. El cáncer que se ha extendido desde la zona donde se originó se describe como metastásico.

El CPCNP puede extenderse a diferentes partes. Suele extenderse al cerebro, el hígado, los huesos y las glándulas suprarrenales. El CPCNP también se extiende al tejido que recubre el pulmón y de un pulmón a otro.

¿Cómo se trata el CPCNP metastásico?

El tratamiento del CPCNP metastásico se basa en las características del cáncer, su estado general de salud y sus objetivos de tratamiento. No existe un único plan de tratamiento que sea el mejor para todo el mundo.

Las pruebas son necesarias para planificar el tratamiento

Su equipo de atención médica necesitará conocer el tipo de cáncer de pulmón y su ubicación. También solicitarán pruebas para determinar características importantes del cáncer, lo que se conoce como biomarcadores. Consulte la lista de las pruebas necesarias para planificar el tratamiento en el *Capítulo 2: Pruebas para el CPCNP metastásico.*

El tratamiento complementario aborda los desafíos del cáncer

El tratamiento complementario incluye diversos tipos de ayuda que mejoran la calidad de vida. Se ha demostrado que recibir tratamiento complementario a tiempo prolonga y mejora la vida de las personas con cáncer de pulmón. Encontrará más información en el *Capítulo 3: Mejor calidad de vida con tratamientos complementarios.*

El tratamiento sistémico es el más frecuente

El tratamiento sistémico consiste en medicamentos recetados que tratan el cáncer en todo el cuerpo. Es el tema central de este libro.

Con menos frecuencia, se utiliza tratamiento local para intentar curar metástasis limitadas. Por ejemplo, se puede realizar una cirugía para extirpar el cáncer de pulmón que solo se ha extendido a una glándula suprarrenal.

La mayoría de las personas con cáncer de pulmón metastásico recibirán tratamiento sistémico durante el resto de su vida. Normalmente, una persona recibe un tratamiento y, luego, cambia a otro cuando el cáncer vuelve a crecer.

El tratamiento sistémico se basa en los biomarcadores, si los hubiera, que presenta el cáncer. Este libro consta de 3 capítulos para explicar los tipos y el orden del tratamiento sistémico:

- *Capítulo 4: Tratamiento para las mutaciones conductoras*
- *Capítulo 5: Tratamiento basado en PD-L1*
- *Capítulo 6: Tratamiento según el tipo celular*

Para saber cuál de estos capítulos explica el tratamiento de su tipo de cáncer, consulte el *Capítulo 2: Pruebas para el CPCNP metastásico.*

¿Siente confusión sobre el cáncer de pulmón?

El término cáncer de pulmón suele usarse mucho para describir muchos tipos de cáncer. A veces, el término se usa incorrectamente, por lo que aquí explicamos qué es y qué no es el cáncer de pulmón.

Qué es el cáncer de pulmón

En pocas palabras, el cáncer de pulmón causa el crecimiento descontrolado de las células pulmonares. En los pulmones, hay diversos tipos de células, por lo que hay muchos tipos de cáncer de pulmón.

El cáncer de pulmón de células no pequeñas (CPCNP) es el tipo de cáncer de pulmón más común. Así que, cuando se habla de cáncer de pulmón, probablemente se esté hablando del CPCNP.

Este libro forma parte de una serie de dos libros sobre el CPCNP. Existen NCCN Guidelines for Patients sobre otros tipos de cáncer de pulmón.

Qué no es el cáncer de pulmón

Los cánceres que se extienden a los pulmones no son cánceres de pulmón. Por ejemplo, el cáncer de estómago que se ha extendido a los pulmones sigue siendo cáncer de estómago. El tratamiento para los cánceres que se han extendido a los pulmones se analiza en las guías para ese tipo de cáncer específico.

La biblioteca de NCCN Guidelines for Patients se puede encontrar en NCCN.org/patientguidelines y en la aplicación NCCN Patient Guides for Cancer.

Los ensayos clínicos son esperanzadores

Los ensayos clínicos son un tipo de investigación de salud que pone a prueba nuevas formas de combatir el cáncer. Pregunte a su equipo de atención si hay algún ensayo clínico que se ajuste a sus necesidades. Lea más sobre los ensayos clínicos en el *Capítulo 6: Tratamiento según el tipo celular.*

¿Qué puede hacer para recibir la mejor atención?

Luche por usted. Usted tiene un papel importante que desempeñar en su cuidado. En realidad, es más probable que obtenga la atención que desea si hace preguntas y toma decisiones compartidas con su equipo de atención médica.

Las NCCN Guidelines for Patients le ayudarán a comprender los cuidados oncológicos. Con una mejor comprensión, estará más preparado para hablar de sus cuidados con su equipo y compartir sus inquietudes. Muchas personas se sienten más satisfechas cuando desempeñan un papel activo en su atención.

Es posible que no sepa qué preguntar a su equipo de atención médica. Eso es frecuente. Cada capítulo de este libro termina con una sección importante titulada *Preguntas para hacer*. Estas sugerencias de preguntas le ayudarán a obtener más información sobre todos los aspectos de su atención.

Dé el siguiente paso y siga leyendo para saber cuál es el mejor cuidado para usted.

Por qué debería leer este libro

Tomar decisiones sobre la atención oncológica puede ser estresante. Es posible que tenga que tomar decisiones difíciles bajo presión sobre opciones complejas.

Las NCCN Guidelines for Patients son confiables tanto para los pacientes como para los proveedores de atención médica En ellas, se explican con claridad las recomendaciones de atención actuales formuladas por respetados expertos en la materia. Las recomendaciones se basan en las investigaciones más recientes y prácticas de los mejores centros oncológicos.

La atención oncológica no es igual para todas las personas. Si sigue las recomendaciones de los expertos para su situación, tendrá más probabilidades de mejorar su atención y obtener mejores resultados. Utilice este libro como guía para encontrar la información que necesita para tomar decisiones importantes.

2

Pruebas para el CPCNP metastásico

En este capítulo, se explican las pruebas que se realizan para confirmar el cáncer de pulmón y planificar el tratamiento. Su equipo de atención médica recopilará información sobre su salud general. También realizarán pruebas para determinar el tipo de cáncer de pulmón, su extensión y los marcadores de cáncer.

Confirmación del cáncer

El cáncer de pulmón se confirma o diagnostica mediante el análisis de muestras de tejido o líquido corporal para detectar células cancerosas. La forma en que se extrae el tejido para el posterior análisis varía entre las personas. En parte, depende del lugar del cuerpo donde pueda estar el cáncer.

Se necesita un equipo

Un equipo de expertos decidirá cuál es la mejor manera de confirmar si tiene cáncer de pulmón. Su equipo de diagnóstico puede incluir a los siguientes expertos:

- Neumólogo: experto en enfermedades pulmonares.
- Radiólogo torácico: experto en la interpretación de imágenes del interior del tórax.
- Cirujano torácico: experto en intervenciones quirúrgicas del interior del tórax.
- Radiólogo intervencionista: experto en biopsias guiadas por imágenes.
- Anatomopatólogo: experto en tejidos y células y la confirmación del cáncer.

Usted es una parte importante del equipo. Su opinión es tan importante como las pruebas para planificar el tratamiento.

Con los estudios por imágenes, es posible detectar cáncer

Con los estudios de diagnóstico por imágenes, es posible ver el interior del cuerpo y detectar el cáncer. Con estas imágenes, su equipo decidirá de qué parte obtener las muestras de tejido para realizar las pruebas de cáncer.

Su equipo también utilizará los estudios de diagnóstico por imágenes para estadificar el cáncer. Un estadio del cáncer describe la extensión del cáncer de pulmón. En muchas personas, el diagnóstico y la estadificación del cáncer se realizan simultáneamente.

Exploración por TC de diagnóstico

La tomografía computarizada (TC) de diagnóstico suele ser la primera exploración para estadificar el cáncer de pulmón. Su equipo buscará tumores en las imágenes del tórax y la parte superior del abdomen, incluidas las glándulas suprarrenales.

Una exploración por TC es un tipo de radiografía más detallada. Toma muchas fotos desde distintos ángulos. Una computadora combina las imágenes para crear imágenes en 3D.

La TC de diagnóstico muestra el tejido del cuerpo con mayor claridad que la TC de dosis baja. Se utiliza una dosis más alta de radiación. Recibirá una inyección de contraste si es seguro para usted. El medio de contraste es una sustancia que hace que las imágenes sean más claras.

Exploración por FDG-TEP/TC

La tomografía por emisión de positrones (TEP) combinada con una exploración por TC es necesaria si aún no se ha realizado. La TEP resalta el tejido de su cuerpo que puede ser canceroso. Mediante una TEP/TC, es posible detectar cáncer que no se encontró solo con la TC y mostrar signos de extensión del cáncer.

Se le realizará una exploración de todo el cuerpo o desde el cuello hasta la mitad de los muslos.

Antes de la exploración, se le inyectará un radiomarcador llamado fluorodesoxiglucosa (FDG). El marcador hace que las células cancerosas aparezcan como puntos brillantes (o calientes) en la exploración. Los puntos calientes pueden deberse a diversos problemas de salud, por lo que es necesario confirmar el cáncer mediante otras pruebas.

RM cerebral

El cáncer de pulmón tiende a extenderse al cerebro, por lo que es muy importante realizar pruebas para detectarlo. La resonancia magnética (RM) puede mostrar pequeños tumores cerebrales que no causan síntomas.

La RM utiliza un campo magnético seguro y ondas de radio para obtener imágenes, por lo que no debe preocuparse por la radiación. También se utilizará un contraste, salvo que no sea seguro para usted. Si no es posible realizarle una RM, se le puede hacer una TC de la cabeza con un medio de contraste.

Estadios del cáncer y cáncer metastásico

Hay cuatro estadios principales del cáncer de pulmón. Es posible que aparezcan escritos con números romanos: estadios I (1), II (2), III (3) y IV (4).

El estadio 4 se refiere al cáncer metastásico al momento del diagnóstico. El cáncer se ha extendido al revestimiento que recubre el pulmón o a otros órganos. En algunas personas, los estadios iniciales pueden convertirse en cáncer metastásico.

Diagnóstico por imágenes

Los estudios de diagnóstico por imágenes se utilizan para tomar fotografías del interior del cuerpo. Se acostará sobre una mesa que se desplaza hacia el túnel del equipo durante la exploración. Un radiólogo visualizará las imágenes en una computadora y buscará signos de cáncer.

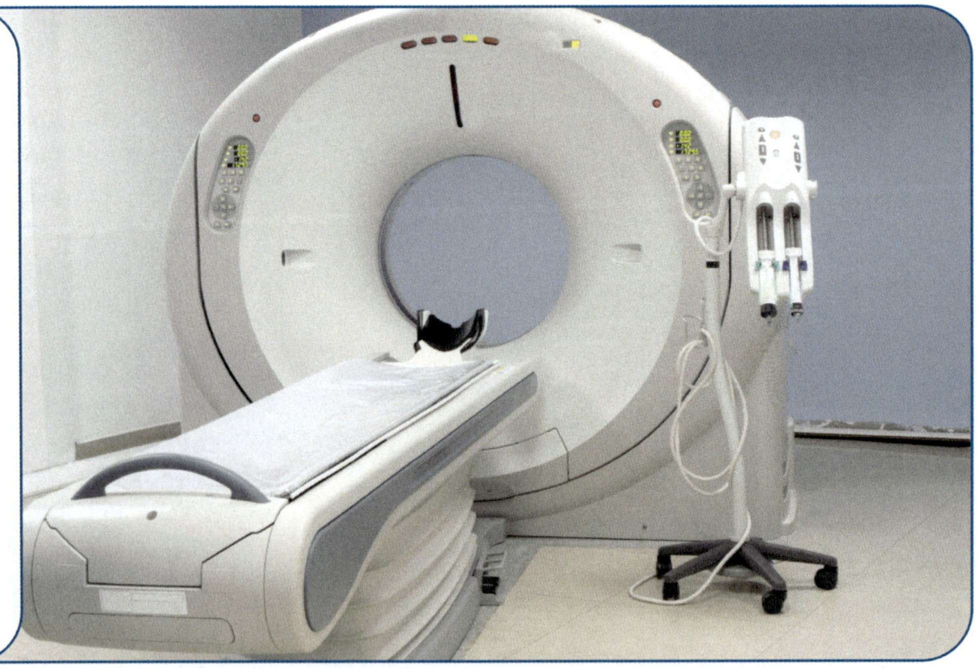

El tipo de biopsia depende del lugar de donde se extraerá la muestra

Una biopsia es un procedimiento por el que se extraen muestras de tejido o fluido corporal para analizar el cáncer. A menudo, se extrae tejido del órgano con metástasis en lugar de los pulmones. Su equipo utilizará el diagnóstico por imágenes para seleccionar el lugar de la biopsia, que suele ser la glándula suprarrenal, el hígado o un hueso.

El tipo de biopsia que se realice dependerá de la parte del cuerpo y de la experiencia de su equipo. Los tipos habituales de biopsias para el cáncer de pulmón metastásico son los siguientes:

- **Una biopsia externa con aguja** que consiste en guiar una aguja fina a través de la piel hasta el tumor. Estas biopsias incluyen la aspiración transtorácica con aguja, las biopsias por punción con aguja gruesa, la pericardiocentesis y la toracocentesis.
- Las **biopsias por vía faríngea** se realizan guiando una sonda fina por la garganta hasta las vías respiratorias (bronquios) o el tubo digestivo (esófago). Estos procedimientos incluyen muchos tipos de broncoscopia.
- La **cirugía mínimamente invasiva** consiste en realizar pequeños orificios en el tórax. Se introducen pequeñas herramientas a través de los orificios para extraer tejido. En comparación con la cirugía abierta, este método es menos invasivo. Estas cirugías incluyen la laparoscopia y la toracoscopia. La toracoscopia también se denomina cirugía toracoscópica asistida por video.

En algunos centros oncológicos, el anatomopatólogo verifica el tamaño del tejido de inmediato porque debe ser lo suficientemente grande como para realizar varias pruebas. Este método se denomina evaluación rápida *in situ*. Ayuda a evitar tener que realizar el mismo procedimiento una segunda vez.

Biopsia de metástasis

Si su equipo de atención médica sospecha que padece cáncer de pulmón metastásico, es posible que le realicen una biopsia de la metástasis en lugar del tumor pulmonar. Una biopsia de la metástasis puede diagnosticar y estadificar el cáncer al mismo tiempo. Una biopsia con aguja a través de la piel puede llegar a algunas metástasis, como en el hígado (como se muestra en la imagen). A menudo se utilizan las exploraciones por imágenes para ayudar a guiar la aguja hasta el lugar correcto.

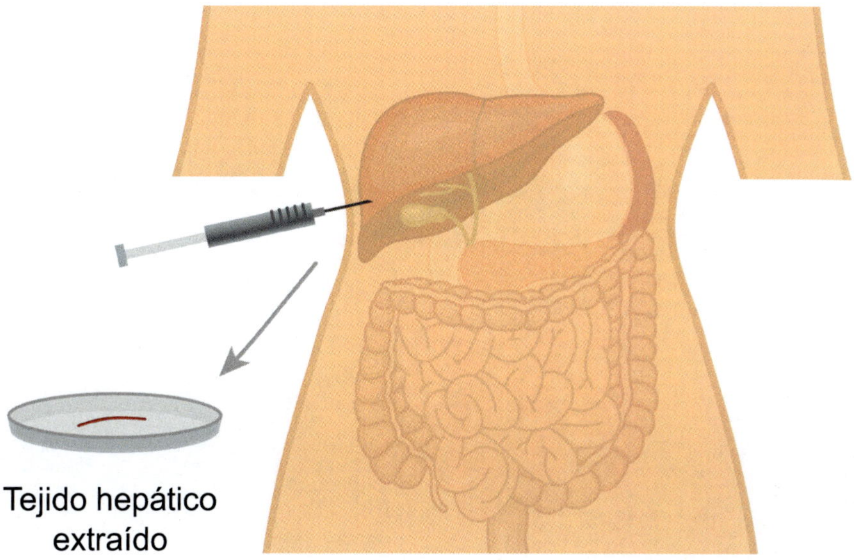

Análisis anatomopatológico de las muestras de biopsia

Un anatomopatólogo preparará el tejido y, luego, lo evaluará con un microscopio. Esto lleva algunos días. El tejido restante se guardará para posibles pruebas futuras.

Si se detecta cáncer de pulmón de células no pequeñas (CPCNP), el anatomopatólogo identificará el tipo:

- El **adenocarcinoma** es un tipo de cáncer de las células que suelen recubrir los alvéolos pulmonares y producen moco. Este tipo es el más común de CPCNP.
- El **carcinoma de células grandes** es un tipo de cáncer de células de mayor tamaño en comparación con otras células de las vías respiratorias.
- El **carcinoma de células escamosas** es un tipo de cáncer de células delgadas y planas que protegen las vías respiratorias.
- También existen **tipos mixtos y poco frecuentes** de CPCNP.

Los resultados de las pruebas de laboratorio utilizadas para el diagnóstico se registran en un informe anatomopatológico.

Planificación del tratamiento

Su equipo de atención médica planificará el tratamiento mediante pruebas de diagnóstico y las que se describen en esta sección. La lista completa de las pruebas para el CPCNP metastásico se encuentra en la **Guía 1**.

Es posible que deba realizarse nuevas exploraciones. Las exploraciones realizadas hace más de 60 días no se utilizarán para definir su tratamiento.

Equipo de atención médica

Los siguientes profesionales pueden integrar su equipo de tratamiento:

- Un oncólogo médico: experto en el tratamiento del cáncer con fármacos.
- Un radiooncólogo: experto en el tratamiento del cáncer con radiación.
- Un oncólogo especializado en cirugía torácica: experto en la extirpación del cáncer del tórax.

Muchas personas también cuentan en su equipo con miembros que brindan tratamiento complementario. Esto se describe en el *Capítulo 3: Mejor calidad de vida con tratamientos complementarios.*

Historia clínica

Tenga en cuenta que su equipo revisará detalladamente su estado de salud. Este paso se conoce como el registro de los antecedentes médicos. Su equipo querrá averiguar mucho sobre su salud pasada y presente.

- Enfermedades y lesiones.
- Síntomas como pérdida de peso inexplicable, dificultad para respirar, dolor torácico y tos.
- Medicamentos y suplementos con receta y de venta libre.

- Cirugías previas.
- Elecciones de estilo de vida, como la dieta, el grado de actividad física y si fuma o bebe alcohol.

Algunos tipos de cáncer, como otras enfermedades, son hereditarios. Debe prepararse para hablar de la salud de sus parientes consanguíneos cercanos. Entre estos familiares se incluyen hermanos, padres y abuelos emparentados con usted por consanguinidad.

Examen físico

Un miembro del equipo de atención también le realizará un examen físico completo. Este examen puede incluir las siguientes acciones:

- Controlar sus signos vitales (presión sanguínea, frecuencia cardíaca, frecuencia respiratoria y temperatura corporal).
- Palpar o auscultar los órganos, incluidos los pulmones, el bazo y el hígado.
- Palpar los ganglios linfáticos agrandados, que son pequeñas estructuras que combaten las enfermedades en todo el cuerpo.
- Evaluar su nivel de dolor, si lo hay, ante el contacto.

Estado funcional

El estado funcional es su capacidad para realizar las actividades cotidianas. Se basa en su historia clínica y en su examen físico. Su equipo evaluará su estado funcional para decidir si su cuerpo puede soportar un tratamiento intenso.

Guía 1
Pruebas para el cáncer de pulmón de células no pequeñas metastásico

Diagnóstico por imágenes	• Exploración por TC de diagnóstico del tórax y la parte superior del abdomen con un medio de contraste • Exploración por FDG-TEP/TC • RM cerebral
Pruebas de células cancerosas	• Biopsia de metástasis • Análisis anatomopatológico
Historia clínica y examen físico	• Antecedentes médicos, incluida la pérdida de peso y el tabaquismo • Examen físico y estado funcional
Pruebas pulmonares	• Pruebas de función pulmonar
Análisis de sangre	• Hemograma completo • Perfil bioquímico
Pruebas de biomarcadores	• Pruebas moleculares para detectar mutaciones conductoras • Inmunohistoquímica para evaluar niveles de PD-L1 • Inmunohistoquímica o sobreexpresión de HER2

Pruebas de función pulmonar

Las pruebas de función pulmonar son actividades respiratorias que se utilizan para evaluar el funcionamiento de los pulmones. Su equipo utilizará los resultados para decidir si ciertos tratamientos son seguros.

Análisis de sangre

Los análisis de sangre se utilizan habitualmente para detectar enfermedades. También se utilizan para evaluar si el cáncer está afectando a los órganos. Se deberán tomar muestras para realizar estos dos análisis de sangre:

- Un **hemograma completo** mide los componentes de la sangre, incluido el recuento de glóbulos blancos, glóbulos rojos y plaquetas.
- Un **perfil bioquímico** evalúa los niveles de azúcar y sales naturales del organismo y el funcionamiento del hígado y los riñones.

Pruebas de biomarcadores

Las pruebas de biomarcadores buscan indicios biológicos, o marcadores, que los profesionales de atención médica utilizan para tomar decisiones sobre la atención. Los biomarcadores son diferentes entre los cánceres y las personas.

Muchos biomarcadores del cáncer de pulmón contribuyen al crecimiento del cáncer. Existen tratamientos para algunos biomarcadores. Para planificar el tratamiento, su equipo debe saber cuáles son los biomarcadores que presenta su cáncer.

Las pruebas de biomarcadores deben realizarse a partir del tejido tumoral extirpado durante una biopsia o cirugía. También se podría analizar una muestra de sangre.

El CPCNP metastásico tiene dos tipos principales de biomarcadores: mutaciones conductoras y expresión de proteínas. La lista de biomarcadores está disponible en la **Guía 2**.

Mutaciones conductoras

Las mutaciones conductoras son genes anormales que impulsan el crecimiento del cáncer.

Las pruebas de biomarcadores se recomiendan para detectar mutaciones conductoras en el adenocarcinoma, el carcinoma de células grandes y los tipos celulares poco frecuentes.

Guía 2 Pruebas de biomarcadores para el CPCNP metastásico
Mutaciones conductoras
• Deleción del exón 19 o mutación L858R de *EGFR*
• Mutación S768I, L861Q o G719X de *EGFR*
• Inserción del exón 20 de *EGFR*
• Reordenamiento de *ALK*
• Reordenamiento de *ROS1*
• Mutación V600E de *BRAF*
• Fusión del gen *NTRK*
• Omisión del exón 14 de *MET*
• Reordenamiento de *RET*
• Mutación G12C de *KRAS*
• Mutación de *ERBB2* (*HER2*)
• Fusión del gen *NRG1*
Expresión de proteínas
• Niveles de PD-L1
• Sobreexpresión de HER2

Según cada caso, se decidirá si es necesario realizar pruebas para detectar mutaciones conductoras en el cáncer de pulmón de células escamosas.

Los expertos de NCCN recomiendan firmemente usar un perfil molecular amplio al realizar pruebas para detectar mutaciones conductoras. Esta prueba busca muchos genes al mismo tiempo, por lo que los resultados pueden tardar hasta 3 semanas.

Expresión de proteínas

Las células producen proteínas, algunas de ellas se encuentran en la superficie de las células cancerosas. El nivel de estas proteínas, denominado expresión, se detecta mediante una prueba de laboratorio llamada inmunohistoquímica. Los niveles altos se conocen como sobreexpresión.

PD-L1

La PD-L1 es una proteína de la superficie. La expresión de PD-L1 en las células de cáncer de pulmón las ayuda a crecer y extenderse. Todos los cánceres de pulmón deben someterse a la prueba de los niveles de PD-L1.

HER2

Los niveles elevados de HER2 provocan el crecimiento y la división de las células pulmonares. Los expertos de NCCN recomiendan realizar pruebas de la sobreexpresión de HER2 cuando el adenocarcinoma de pulmón, el carcinoma de células grandes y otros tipos de células poco frecuentes crecen después de iniciar el tratamiento. Según cada caso, se decidirá si es necesario realizar pruebas de sobreexpresión en el cáncer de pulmón de células escamosas.

¿Cuál es el siguiente paso?

Su equipo le explicará los resultados de las pruebas y las recomendaciones para el tratamiento del cáncer.

El plan de atención generalmente incluye tratamiento para el cáncer y apoyo. Es importante iniciar el tratamiento complementario en una fase temprana, ya que se ha demostrado que prolonga y mejora la vida. Para obtener más información, consulte el *Capítulo 3*: *Mejor calidad de vida con tratamientos complementarios*.

Para saber qué recomiendan los expertos de NCCN para el tratamiento del cáncer, lea el capítulo correspondiente al tipo de biomarcador, si lo hubiere, que presenta el cáncer:

- Si el cáncer presenta una mutación conductora o sobreexpresión de HER2, le recomendamos leer el *Capítulo 4: Tratamiento de las mutaciones conductoras.*
- Los cánceres con PD-L1 y sin mutaciones conductoras se describen en el *Capítulo 5: Tratamiento basado en PD-L1.*
- Algunos cánceres de pulmón no tienen un biomarcador conocido para el que exista tratamiento. Los tratamientos de estos tipos de cáncer se explican en el *Capítulo 6: Tratamiento según el tipo celular.*

Puntos clave

- Los estudios de diagnóstico por imágenes se utilizan para mostrar dónde puede estar el cáncer de pulmón en el cuerpo.
- Para diagnosticar y estadificar el cáncer de pulmón metastásico, es probable que se analice y se tome una muestra de una parte del cuerpo que parezca cancerosa y que esté lejos del tumor pulmonar.
- Para planificar el tratamiento, su equipo de atención médica le hará preguntas sobre su salud, examinará su cuerpo y analizará muestras de sangre.
- Las pruebas de biomarcadores buscan pequeñas pero importantes características del cáncer de pulmón que difieren entre las personas. Existen tratamientos para algunos marcadores.

Preguntas para hacer

- ¿Es posible que las pruebas sean incorrectas o causen problemas de salud?
- ¿Tendré que pagar algún costo por las pruebas?
- ¿Cuáles son los procedimientos para extirpar y conservar las muestras de tejido para futuras pruebas?
- ¿Cómo puedo obtener una copia de los resultados de las pruebas en caso de necesitar una segunda opinión?
- ¿Cómo debo prepararme para las pruebas?

3

Mejor calidad de vida con tratamientos complementarios

El cáncer de pulmón metastásico suele tener un impacto importante en el cuerpo. El tratamiento complementario, especialmente cuando se inicia a tiempo, puede mejorar su calidad de vida. Una parte clave de la atención es reducir los síntomas.

¿Qué es el tratamiento complementario?

El tratamiento complementario ayuda a mejorar su calidad de vida durante el tratamiento del cáncer y después de este. El objetivo es prevenir o controlar los efectos secundarios y los síntomas, como el dolor y la fatiga relacionados con el cáncer. También aborda los problemas mentales, sociales y espirituales a los que se enfrentan las personas con cáncer.

El tratamiento complementario está disponible para todas las personas con cáncer y sus familias, no solo para las que se encuentran al final de la vida. También se denomina cuidados paliativos.

El tratamiento complementario también puede ayudar en los siguientes aspectos:

- Toma de decisiones sobre el tratamiento.
- Coordinación de la atención médica.
- Pago de la atención médica.
- Planificación anticipada de la atención y final de la vida.

Inicio del tratamiento complementario en una fase temprana

Los expertos de NCCN recomiendan combinar el tratamiento complementario con la atención oncológica poco después del diagnóstico de cáncer de pulmón de células no pequeñas (CPCNP). Muchos estudios han demostrado que recibir un tratamiento complementario especializado inmediatamente después del diagnóstico puede ser más beneficioso que comenzarlo más adelante. El tratamiento complementario en una fase temprana puede prolongar y mejorar la vida de las personas con CPCNP.

Equipo de cuidados paliativos

Un especialista en cuidados paliativos puede formar parte de su equipo de atención. Este especialista ha recibido la capacitación específica para ofrecerle el mejor tratamiento complementario. Tiene un enfoque holístico para el manejo de los síntomas del cáncer de pulmón y trabaja con los demás especialistas de su equipo.

Los siguientes son otros especialistas que pueden participar en su atención:

- Radiooncólogo
- Terapeuta respiratorio
- Especialista en rehabilitación
- Nutricionista matriculado
- Trabajador social

Puede encontrar más información sobre el equipo de cuidados paliativos en NCCN Guidelines for Patients: Cuidados paliativos.

Ayuda para dejar de fumar

Fumar puede limitar los efectos del tratamiento del cáncer.

- Si no fuma, es importante que no empiece a hacerlo ahora.
- Si fuma, es importante que deje de hacerlo. Nunca es demasiado tarde.

La adicción a la nicotina es una de las adicciones más difíciles de superar. El estrés de tener cáncer puede dificultar más el dejar de fumar.

En NCCN Guidelines for Patients: Dejar de fumar, encontrará apoyo y orientación fundamentales para las personas con cáncer. En este libro, se explica cómo aprovechar al máximo las herramientas disponibles para dejar de fumar de manera definitiva.

Si ya ha intentado dejar de fumar, inténtelo de nuevo. La mayoría de las personas tienen un desliz o una recaída antes de dejarlo definitivamente.

Complicaciones del cáncer de pulmón

Las personas con CPCNP metastásico suelen presentar problemas de salud, llamados complicaciones, a causa del cáncer. Su equipo de atención médica creará un plan de atención según sus necesidades.

El tratamiento local suele utilizarse para reducir las complicaciones causadas por la metástasis. Se denomina tratamiento local porque se centra en una zona específica del cáncer.

Hay tres tipos de tratamiento local: La cirugía puede realizarse para extirpar algunos tipos de cáncer de pulmón. La radioterapia elimina la zona cancerosa mediante rayos X de alta dosis y gran precisión. La quimiorradiación combina quimioterapia con radioterapia.

El tratamiento local se utiliza para lo siguiente:

- Mejorar la respiración si el cáncer de pulmón obstruye las vías respiratorias.
- Mejorar la alimentación si el cáncer de pulmón obstruye el tracto digestivo.
- Reducir la tos con sangre a causa del cáncer de pulmón.
- Prevenir y aliviar el dolor causado por la presión del cáncer de pulmón contra los tejidos y nervios.
- Aliviar los síntomas causados por el cáncer de pulmón que se ha propagado al cerebro.

"Un mito común es que los cuidados paliativos son solo para enfermos terminales. ¡Son mucho más! Merece la pena consultar con el servicio de cuidados paliativos de su hospital o clínica. Tratan al paciente en su totalidad, no solo el cáncer".

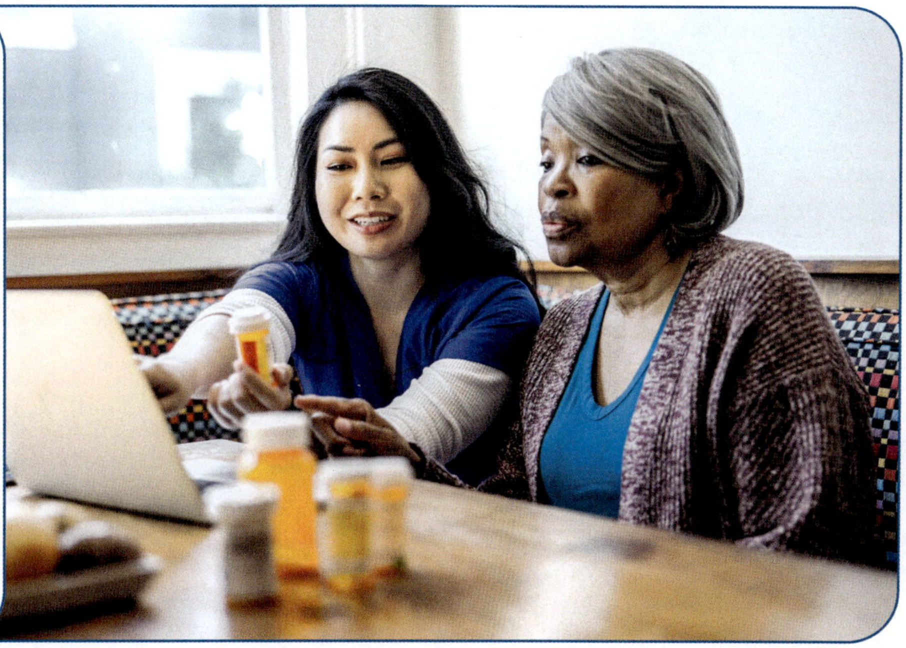

Efectos comunes del cáncer

Las personas con diferentes tipos de cáncer experimentan problemas de salud comunes. Los diferentes tipos de cáncer tienen algunos síntomas en común porque alteran el cuerpo de manera similar. El tratamiento es parecido para diferentes tipos de cáncer y causa efectos secundarios comunes.

Encontrará información sobre el manejo de los efectos comunes en la biblioteca de NCCN Guidelines for Patients. A continuación, se describen brevemente los libros de la serie de tratamiento complementario para que pueda encontrar la información que necesita.

Cuidados paliativos

En NCCN Guidelines for Patients: Cuidados paliativos, se describe la atención para los síntomas físicos y emocionales:

- Diarrea, estreñimiento y problemas para dormir.
- Estrés y aflicción.

También se brinda orientación sobre cómo hablar con su equipo sobre el tratamiento sobre el cáncer y la planificación anticipada de la atención.

Angustia

Todos los enfermos de cáncer sienten angustia en algún momento. Es normal sentirse preocupado, triste, impotente o enfadado. En NCCN Guidelines for Patients: Malestar emocional durante el tratamiento del cáncer, se ofrece ayuda para saber cómo lidiar con la angustia.

Fatiga

La fatiga relacionada con el cáncer no es el cansancio típico que sigue a un día activo o largo. Es una falta de energía que resulta molesta, no mejora con el descanso ni el sueño normales y altera la vida. Lea el recurso NCCN Guidelines for Patients: Fatiga y cáncer para aprender sobre la actividad física y otros métodos que reducen la fatiga relacionada con el cáncer.

Náuseas y vómitos

Tanto la quimioterapia como la radioterapia pueden provocar náuseas y vómitos. Las náuseas son la sensación de que va a vomitar. Vomitar es vomitar a la fuerza lo que se tiene en el estómago. Los tratamientos que previenen y controlan ambos síntomas se describen en NCCN Guidelines for Patients: Náuseas y vómitos.

Anemia y neutropenia

La quimioterapia suele provocar una disminución de los glóbulos rojos y blancos. Un número bajo de glóbulos rojos, denominado anemia, puede causar fatiga. Un recuento bajo de glóbulos blancos, denominado neutropenia, puede aumentar el riesgo de infecciones. El tratamiento para los recuentos bajos de glóbulos rojos se describe en NCCN Guidelines for Patients: Anemia y neutropenia.

Efectos secundarios de la inmunoterapia

Los inhibidores del punto de control inmunitario se utilizan para tratar muchos tipos de CPCNP. Este tratamiento puede causar que las células inmunitarias ataquen a las células sanas. En NCCN Guidelines for Patients: Efectos secundarios de la inmunoterapia: Inhibidores del punto de control inmunitario, se explica el tratamiento de los siguientes síntomas:

- Síntomas de la piel y la boca.
- Síntomas intestinales y hepáticos.
- Síntomas de tiroides, hipófisis y páncreas.
- Síntomas pulmonares.

Coágulos sanguíneos

Algunos tratamientos farmacológicos para el CPCNP aumentan el riesgo de coágulos sanguíneos. Un trombo es un tipo de coágulo sanguíneo que puede obstruir el flujo sanguíneo de forma peligrosa. En el libro de NCCN sobre coágulos sanguíneos, se explican las maneras de prevenir y tratar los trombos.

Puntos clave

- El tratamiento complementario tiene como objetivo mejorar su calidad de vida e incluso prevenir y aliviar los síntomas.
- El especialista en tratamientos complementarios se conoce como médico de cuidados paliativos.
- El inicio de un tratamiento complementario a tiempo tiene más beneficios que hacerlo posteriormente.
- Dejar de fumar puede mejorar los resultados del tratamiento.

Preguntas para hacer

- ¿Cuándo hablaremos sobre un plan de tratamientos complementarios para mí?
- ¿Debo informar a los profesionales de atención médica que estoy recibiendo tratamiento complementario? Podrían pensar erróneamente que estoy recibiendo cuidados de hospicio.
- ¿Cuáles son los mejores métodos para ayudarme a dejar de fumar?
- ¿Cómo se preverán o aliviarán los síntomas que tengo?
- ¿Con quién debo comunicarme si mis síntomas empeoran?

Recursos sobre el tratamiento complementario

Puede encontrar más información sobre el tratamiento complementario en NCCN.org/patientguidelines y en la aplicación NCCN Patient Guides for Cancer.

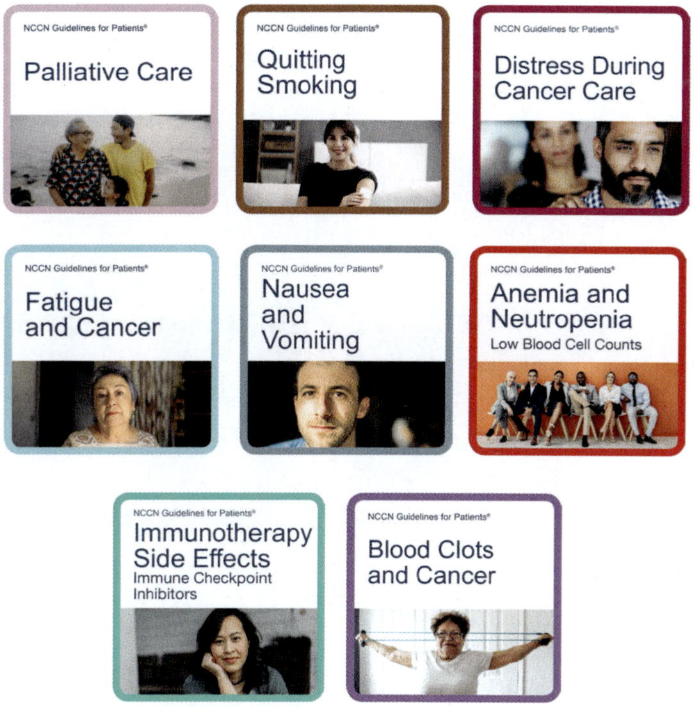

4

Tratamiento de las mutaciones conductoras

Las mutaciones conductoras promueven el crecimiento de muchos tipos de cáncer de pulmón. Los medicamentos que se dirigen a esas mutaciones pueden ayudar a frenar el crecimiento del cáncer. Lea este capítulo para obtener más información.

¿Qué son las mutaciones conductoras?

Una mutación conductora es un cambio anormal en una célula que favorece el crecimiento del cáncer. Permite que las células cancerosas se dupliquen rápidamente, sobrevivan y se propaguen por el organismo.

Actualmente, se han encontrado varias mutaciones conductoras en el cáncer de pulmón de células no pequeñas (CPCNP), y los investigadores están buscando más. Las recomendaciones de las pruebas de mutaciones conductoras se encuentran en el *Capítulo 2: Pruebas para el CPCNP metastásico.*

Tratar las mutaciones es más preciso

La quimioterapia destruye las células de crecimiento rápido aunque no sean cancerosas. En el pasado, era el único tratamiento para el cáncer de pulmón metastásico.

En la actualidad, los tratamientos más recientes atacan los efectos de las mutaciones conductoras y dañan menos células normales. Estos tratamientos más nuevos se conocen como tratamiento dirigido.

Tratamiento dirigido

El tratamiento dirigido es un tratamiento importante para el cáncer de pulmón con una mutación conductora.

Las mutaciones conductoras contribuyen al crecimiento del cáncer. En el cáncer de pulmón, se han detectado varios tipos de mutaciones conductoras.

Su equipo de atención médica planificará su tratamiento según el tipo de mutación conductora que se detecte.

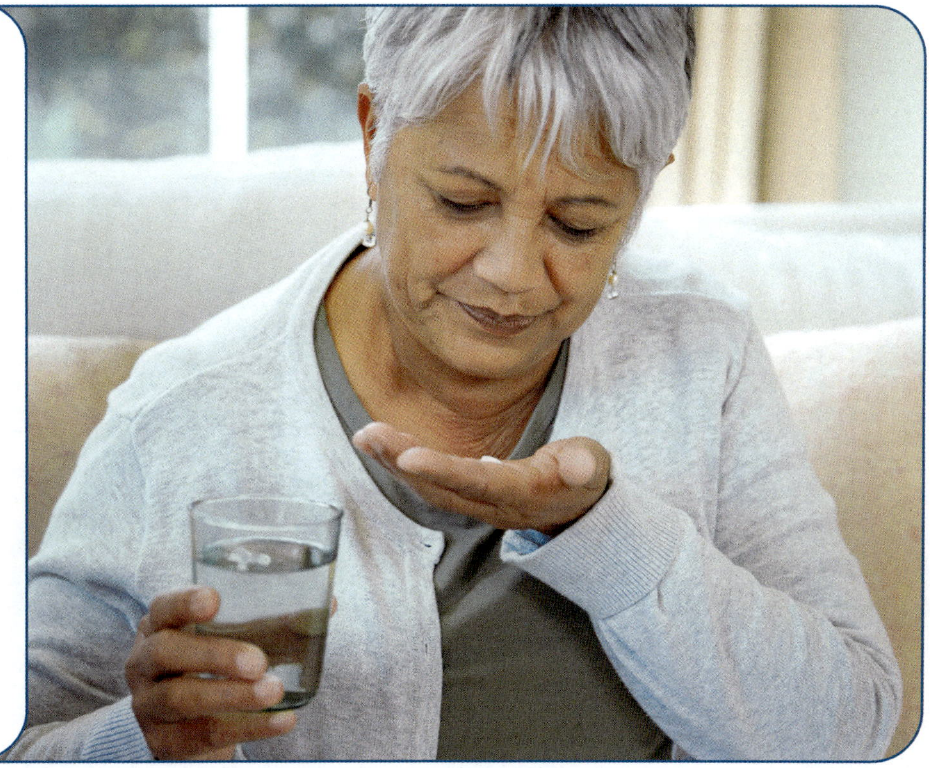

Tipos de tratamiento dirigido

Las mutaciones conductoras crean proteínas celulares que ayudan a crecer a las células cancerosas. El tratamiento dirigido es un tratamiento farmacológico que detiene estas proteínas.

Inhibidores de la cinasa

Las cinasas son un tipo de proteína celular. Forman parte de muchas vías químicas, y algunas de ellas inician el crecimiento celular. Los inhibidores de las cinasas detienen su actividad y, a su vez, reducen el número de nuevas células cancerosas que se producen. Son pastillas que pueden tomarse en casa.

Tratamiento con anticuerpos

Las células tienen receptores que están en la superficie. Los receptores celulares reciben y envían señales como si fueran antenas. El tratamiento con anticuerpos detiene las señales de los receptores:

- Algunos tratamientos con anticuerpos se unen a los receptores de las células cancerosas, como EGFR y MET, y detienen las señales que promueven el crecimiento de dichas células.
- Los anticuerpos anti-VEGF impiden el crecimiento de los vasos sanguíneos en los tumores. Sin sangre, las células cancerosas mueren.

Deberá acudir a un centro de salud para recibir el tratamiento con anticuerpos a través de un goteo lento (infusión) mediante una aguja que se introduce en una vena.

Conjugado anticuerpo-fármaco

Un conjugado anticuerpo-fármaco combina dos fármacos en un solo medicamento. Un fármaco encuentra determinadas células cancerosas y se adhiere a ellas, y el otro fármaco ataca el cáncer. Estos conjugados se administran mediante infusión.

Niveles de preferencia de NCCN

En las siguientes secciones de este capítulo, se enumeran los tratamientos para mutaciones conductoras específicas.

Los expertos de NCCN recomiendan estos tratamientos según las investigaciones científicas y la seguridad. Si son útiles, asignan un nivel de preferencia a sus recomendaciones:

- Los **tratamientos preferidos** son los que cuentan con más pruebas de que funcionan mejor y pueden ser más seguros que otros.
- **Otros tratamientos recomendados** pueden no funcionar tan bien como los preferidos, pero también pueden ser útiles para tratar el cáncer.
- **En algunos casos, hay tratamientos específicos** que funcionan mejor para personas con determinadas características del cáncer o circunstancias de salud.

Efectos secundarios del tratamiento dirigido

Los efectos secundarios son problemas de salud no deseados causados por el tratamiento. Todos los tratamientos contra el cáncer causan efectos secundarios. Los efectos secundarios varían de una persona a otra en función del tipo y la duración del tratamiento, así como de las diferencias entre las personas. El control de los efectos secundarios se detalla en el *Capítulo 3: Mejor calidad de vida con tratamientos complementarios*.

Estos niveles de preferencia se detallan en las siguientes páginas.

Deleciones y mutaciones de *EGFR*

Algunos tipos de cáncer de pulmón presentan una deleción o mutación en el gen que produce las proteínas EGFR. Estos cambios hacen que el receptor sea hiperactivo. La hiperactividad del EGFR hace que las células cancerosas crezcan rápidamente.

Tratamiento dirigido

Los expertos de NCCN recomiendan el tratamiento dirigido para tratar el CPCNP con deleciones y mutaciones de *EGFR*. Si está recibiendo un tipo de tratamiento diferente, puede interrumpir su tratamiento actual antes de tiempo y comenzar el tratamiento dirigido. Las opciones para el tratamiento dirigido se enumeran en la **Guía 3**.

Los inhibidores de la cinasa han sido un tratamiento estándar durante años. Los tratamientos de la Guía 3 que terminan en -nib son inhibidores de la cinasa de EGFR.

Guía 3
Tratamiento dirigido para el CPCNP metastásico con deleciones y mutaciones de *EGFR*

Deleción del exón 19 del *EGFR* o mutación del exón 21 L858R del *EGFR*	**Tratamiento preferido** • Osimertinib (Tagrisso) **Otros tratamientos recomendados** • Amivantamab-vmjw (Rybrevant) y lazertinib (Lazcluze) • Osimertinib con pemetrexed (Alimta, Axtle, Pemfexy) y cisplatino o carboplatino para el adenocarcinoma, el carcinoma de células grandes y los tipos celulares poco frecuentes **Tratamientos utilizados en ciertos casos** • Afatinib (Gilotrif) • Dacomitinib (Vizimpro) • Erlotinib (Tarceva) • Erlotinib y bevacizumab (Avastin) • Erlotinib y ramucirumab (Cyramza) • Gefitinib (Iressa)
Mutación S768I, L861Q o G719X de *EGFR*	**Tratamientos preferidos** • Afatinib (Gilotrif) • Osimertinib (Tagrisso) **Otros tratamientos recomendados** • Erlotinib (Tarceva) • Gefitinib (Iressa) • Dacomitinib (Vizimpro)

Algunos tratamientos combinan inhibidores de la cinasa con otros medicamentos:

- El osimertinib a veces se utiliza con quimioterapia para el adenocarcinoma de pulmón, el carcinoma de células grandes y los tipos celulares poco frecuentes.
- El lazertinib se usa con un anticuerpo llamado amivantamab-vmjw.
- El erlotinib con un anticuerpo anti-VEGF (bevacizumab o ramucirumab) es una opción para algunas personas.

Opciones cuando el CPCNP vuelve a crecer

A los pocos años de iniciar el tratamiento dirigido, el cáncer de pulmón empieza a crecer de nuevo en la mayoría de las personas.

Para planificar el siguiente tratamiento, es posible que se deba realizar una biopsia para detectar lo siguiente:

- Mutaciones que impiden que el tratamiento dirigido funcione: una mutación T790M es frecuente después de la administración de erlotinib, afatinib, gefitinib o dacomitinib.
- Un cambio en el tipo de cáncer de adenocarcinoma a cáncer de pulmón de células pequeñas.

Las siguientes opciones de tratamiento se enumeran en la **Guía 4**.

Guía 4
Opciones después de que el CPCNP metastásico crezca durante el tratamiento dirigido al EGFR

Tratamiento local de tumores limitados y tratamiento dirigido.

Continuar con el primer tratamiento dirigido si tiene algún beneficio.
- Continuar con osimertinib o amivantamab-vmjw con lazertinib si el cáncer no se ha extendido a muchos más lugares.
- Continuar con los regímenes de erlotinib, afatinib, gefitinib o dacomitinib si no hay mutación T790M y el cáncer no se ha extendido.

Cambiar a un tratamiento dirigido diferente.
- Cambiar a osimertinib si hay una mutación T790M después de la administración de erlotinib, afatinib, gefitinib o dacomitinib.
- Cambiar de osimertinib a afatinib con cetuximab (Erbitux).
- Cambiar de osimertinib a amivantamab-vmjw, carboplatino y pemetrexed para adenocarcinoma, carcinoma de células grandes y tipos celulares poco frecuentes con deleción del exón 19 o mutación L858R de *EGFR*.

Iniciar el tratamiento para el tipo celular como se describe en el Capítulo 6.

Incorporación del tratamiento local
Si el cáncer no se extendió a muchos más lugares, su equipo podría recomendarle un tratamiento local y mantenerlo en tratamiento dirigido.

El tratamiento local se utiliza para tratar el cáncer en una zona u órgano específicos:

- La radioterapia utiliza rayos X de alta dosis y gran precisión para dañar las células cancerosas.
- Mediante la cirugía se extirpan tumores u órganos con cáncer.
- En la terapia de ablación térmica guiada por imágenes se utiliza calor o frío extremos para destruir el cáncer.

Continuar con el tratamiento dirigido actual
Aunque el cáncer puede estar creciendo de nuevo, el tratamiento dirigido podría estar frenando su crecimiento. Es probable que continúe con su tratamiento actual. Depende de qué tan lento esté creciendo el cáncer o de si solo crece en 1 o 2 partes del cuerpo. De lo contrario, el cáncer puede crecer más rápidamente si se interrumpe por completo el tratamiento dirigido.

Cambio del tratamiento dirigido
El cambio a un tratamiento dirigido diferente puede ser útil, en especial si hay nuevas mutaciones. La administración de osimertinib después de erlotinib, afatinib, gefitinib o dacomitinib puede ser una opción si existe una mutación T790M. Afatinib con un anticuerpo anti-EGFR, llamado cetuximab, puede ser una opción después de osimertinib.

Si hay varios tumores nuevos que causan síntomas, el cambio de osimertinib por amivantamab-vmjw con quimioterapia es la opción preferida para el cáncer con deleción del exón 19 o mutación L858R de *EGFR*.

Tratamiento según el tipo celular
Si el tratamiento dirigido no parece ser efectivo, su equipo podría recomendar el tratamiento descrito en el *Capítulo 6: Tratamiento según el tipo celular.*

Inserción de *EGFR*

La inserción del exón 20 de *EGFR* hiperactiva la EGFR, lo que hace que las células cancerosas crezcan rápidamente. El tratamiento se basa en el tipo de célula.

- El tratamiento de primera línea preferido para el adenocarcinoma de pulmón, el carcinoma de células grandes y los tipos celulares poco frecuentes es la quimioterapia con un anticuerpo anti EGFR-MET denominado amivantamab-vmjw (Rybrevant).
- En los demás casos, los cánceres de pulmón con inserción del exón 20 de *EGFR* se tratan como se explica en el Capítulo 6 y, si el cáncer crece, se inicia el tratamiento con amivantamab-vmjw.

“La buena noticia es que, hoy en día, la industria médica ha hecho grandes avances en el tratamiento del cáncer. Se elabora un tratamiento diseñado específicamente para usted”.

Mutación G12C de *KRAS*

Una proteína de señalización en el interior de las células pulmonares denominada KRAS puede estar hiperactiva y hacer que las células crezcan rápidamente. Una mutación G12C del gen *KRAS* provoca esta hiperactividad.

Los cánceres de pulmón con mutación G12C del gen *KRAS* se tratan primero en función del nivel de PD-L1:

- Para el tratamiento del cáncer de pulmón con PD-L1, consulte el *Capítulo 5*: *Tratamiento basado en PD-L1.*
- Para el tratamiento del cáncer de pulmón sin PD-L1, consulte el *Capítulo 6: Tratamiento según el tipo celular.*

Si el cáncer vuelve a crecer, su tratamiento podría cambiarse a uno de los siguientes inhibidores de KRAS:

- Sotorasib (Lumakras)
- Adagrasib (Krazati)

Si el cáncer crece durante el tratamiento dirigido, las siguientes opciones de tratamiento se basan en el tipo celular.

Reordenamiento de *ALK*

En algunos cánceres de pulmón, el receptor superficial ALK es hiperactivo, lo que hace que las células tumorales crezcan con rapidez. La hiperactividad se produce cuando partes de dos genes cambian de lugar, lo que se denomina reordenamiento genético.

Tratamiento dirigido

Los expertos de NCCN recomiendan el tratamiento dirigido para tratar el CPCNP con un reordenamiento de ALK. Si está recibiendo un tipo de tratamiento diferente, puede interrumpir su tratamiento actual antes de tiempo y comenzar el tratamiento dirigido.

Los inhibidores de ALK se utilizan para tratar el cáncer con un reordenamiento de ALK. Los tratamientos preferidos son alectinib, brigatinib, ensartinib y lorlatinib. El ceritinib y el crizotinib son opciones para algunas personas. Estas opciones se enumeran con sus nombres comerciales en la **Guía 5**.

Opciones cuando el CPCNP vuelve a crecer

A los pocos años de iniciar el tratamiento dirigido, el cáncer de pulmón empieza a crecer de nuevo en la mayoría de las personas.

Guía 5
Tratamiento dirigido para el CPCNP metastásico con reordenamiento de *ALK*

Tratamientos preferidos	• Alectinib (Alecensa) • Brigatinib (Alunbrig) • Ensartinib (Ensacove) • Lorlatinib (Lorbrena)
Tratamientos utilizados en ciertos casos	• Ceritinib (Zykadia) • Crizotinib (Xalkori)

Es posible que necesite otra biopsia para detectar nuevas mutaciones, lo que podría cambiar sus opciones de tratamiento. Todas las opciones de tratamiento se enumeran en la **Guía 6**.

Incorporación del tratamiento local

Si el cáncer no se ha extendido a muchos más lugares, su equipo puede recomendarle recibir un tratamiento local y continuar con el tratamiento dirigido. El tratamiento local se utiliza para tratar el cáncer en una zona u órgano específicos:

- La radioterapia utiliza rayos X de alta dosis y gran precisión para dañar las células cancerosas.
- Mediante la cirugía se extirpan tumores u órganos con cáncer.
- En la terapia de ablación térmica guiada por imágenes se utiliza calor o frío extremos para destruir el cáncer.

Continuar con el tratamiento dirigido actual

Aunque el cáncer puede estar creciendo de nuevo, el tratamiento dirigido podría estar frenando su crecimiento. Por este motivo, puede continuar con su tratamiento actual. De lo contrario, el cáncer puede crecer más rápidamente si se interrumpe por completo el tratamiento dirigido.

Cambio del tratamiento dirigido

El cambio a un tratamiento dirigido diferente puede ser útil, en especial si hay nuevas mutaciones. El lorlatinib después de alectinib, brigatinib, ceritinib o ensartinib puede ser una opción si existe una mutación, como una mutación G1202R o L1196M del gen *ALK*. Después de tomar crizotinib, puede cambiar a alectinib, brigatinib, ceritinib, ensartinib o lorlatinib.

Tratamiento según el tipo celular

Si el tratamiento dirigido no parece ser efectivo, su equipo podría recomendar los tratamientos enumerados en el *Capítulo 6: Tratamiento según el tipo celular.*

Guía 6
Opciones después de que el CPCNP metastásico crezca durante el tratamiento dirigido al ALK

El tratamiento local de tumores limitados puede ser útil para algunas personas.
Continuar con el tratamiento de primera línea si aporta algún beneficio. • Continuar con alectinib, brigatinib, ensartinib, ceritinib o lorlatinib si el cáncer no se ha extendido a muchos otras partes del cuerpo. • Continuar con crizotinib si el cáncer no se ha extendido al cerebro o a muchas otras partes del cuerpo.
Cambiar a un inhibidor de ALK más reciente. • Cambiar a lorlatinib si hay una mutación que impide el funcionamiento de alectinib, brigatinib o ceritinib. • Cambiar a alectinib, brigatinib, ensartinib, ceritinib o lorlatinib si se está tomando crizotinib.
Iniciar el tratamiento para el tipo celular como se indica en el Capítulo 5.

Reordenamiento de *ROS1*

Un receptor superficial de las células denominado ROS1 puede ser hiperactivo, lo que provoca un rápido crecimiento de las células pulmonares. La hiperactividad se produce cuando las partes de dos genes cambian de lugar, lo que se denomina reordenamiento genético.

Tratamiento dirigido

Los expertos de NCCN recomiendan el tratamiento dirigido para tratar el CPCNP con un reordenamiento de *ROS1*. Si está recibiendo un tipo de tratamiento diferente, puede interrumpir su tratamiento actual antes de tiempo y comenzar el tratamiento dirigido.

Los inhibidores de la cinasa que se dirigen a ROS1 se utilizan para el tratamiento. Estos son los tratamientos preferidos:

- Crizotinib (Xalkori)
- Entrectinib (Rozlytrek)
- Repotrectinib (Augtyro)

Entrectinib o repotrectinib pueden funcionar mejor para tratar y prevenir la extensión del cáncer de pulmón al cerebro.

Opciones cuando el CPCNP vuelve a crecer

Con el tiempo, el cáncer crecerá a pesar del tratamiento dirigido en curso. Si el cáncer no se ha extendido a muchos más lugares, su equipo puede recomendarle un tratamiento local, como cirugía o radioterapia. También puede mantener su tratamiento actual si hay algún beneficio.

Se puede iniciar un tratamiento dirigido diferente en lugar de su tratamiento actual. El repotrectinib o el lorlatinib (Lorbrena) pueden ser opciones. Si el cáncer se extendió al cerebro y causa síntomas, el tratamiento preferido es el lorlatinib.

Por otro lado, el entrectinib después de tomar crizotinib a veces es útil. El repotrectinib es una opción para mutaciones resistentes, como G2032R de *ROS1*.

Si el tratamiento dirigido no parece ser efectivo, su equipo podría recomendar los tratamientos enumerados en el *Capítulo 6: Tratamiento según el tipo celular.*

Mutación V600E de *BRAF*

BRAF, una proteína de señalización, puede ser hiperactiva, lo que provoca un rápido crecimiento de las células tumorales. Una mutación V600E del gen *BRAF* provoca su hiperactividad.

Los dos tratamientos preferidos son combinaciones de inhibidores de la cinasa:

- Dabrafenib (Tafinlar) con trametinib (Mekinist)
- Encorafenib (Braftovi) con binimetinib (Mektovi)

El dabrafenib y el encorafenib detienen las señales de crecimiento de BRAF. MEK es una proteína dentro de la misma vía de señalización que BRAF. Trametinib y binimetinib detienen las señales de crecimiento de MEK.

Si aún no está tomando inhibidores de la cinasa, puede interrumpir su tratamiento actual antes de tiempo y comenzar el tratamiento dirigido. La otra opción es finalizar el tratamiento actual (incluida la última fase, denominada tratamiento de mantenimiento) e iniciar a continuación el tratamiento dirigido.

Si el dabrafenib más trametinib le produce demasiado malestar, puede recibir dabrafenib solo o vemurafenib (Zelboraf). El vemurafenib también detiene las señales de crecimiento de BRAF.

Se describen otros tratamientos recomendados en el *Capítulo 6: Tratamiento según el tipo celular*.

Con el tiempo, el cáncer se agravará. Después del tratamiento dirigido, se puede recibir un tratamiento según el tipo celular. Si no lo ha recibido antes, puede iniciar el tratamiento con dabrafenib con trametinib o encorafenib con binimetinib.

Fusión del gen *NTRK*

Las células pulmonares tienen una familia de 3 receptores superficiales de las células llamados TRK. Los genes *NTRK* contienen instrucciones para producir TRK. Algunos cánceres de pulmón tienen un exceso de TRK, lo que provoca un rápido crecimiento celular. El exceso de TRK se produce cuando *NTRK* se une (fusiona) con otro gen.

Los tratamientos preferidos son los inhibidores de TRK:

- Larotrectinib (Vitrakvi)
- Entrectinib (Rozlytrek)
- Repotrectinib (Augtyro)

Si no está tomando un inhibidor de TRK, puede interrumpir su tratamiento actual de forma anticipada e iniciar el tratamiento dirigido.

Para algunas personas, puede ser útil comenzar con el tratamiento descrito en el *Capítulo 6: Tratamiento según el tipo celular.*

Con el tiempo, el cáncer se agravará. Después del tratamiento dirigido, su próximo tratamiento puede basarse en el tipo celular. Si no se utilizó antes, se puede comenzar con un inhibidor de TRK.

Omisión del exón 14 de *MET*

Algunos cánceres de pulmón tienen un exceso de un receptor superficial de las células llamado MET. Un exceso de MET provoca un rápido crecimiento celular. Una de las causas del exceso de MET es una parte suprimida (omitida) del gen *MET* denominada exón 14.

Los tratamientos preferidos son los inhibidores de MET:

- Capmatinib (Tabrecta)
- Tepotinib (Tepmetko)

Crizotinib (Xalkori) es útil en ciertos casos. Inhibe el MET y otras cinasas.

Si aún no está tomando un inhibidor de MET, puede interrumpir su tratamiento actual de forma anticipada e iniciar el tratamiento dirigido. Sin embargo, algunas personas comienzan y continúan con el tratamiento descrito en el *Capítulo 6: Tratamiento según el tipo celular.*

Con el tiempo, el cáncer se agravará. Después del tratamiento dirigido, su próximo tratamiento puede basarse en el tipo celular. Si no se utilizó antes, se puede comenzar con un inhibidor de MET.

Reordenamiento de *RET*

Un receptor superficial de la cinasa de las células, denominado RET, puede ser hiperactivo y hacer que las células pulmonares se multipliquen. La hiperactividad se produce cuando partes de genes cambian de lugar. Esto se denomina reordenamiento genético.

Los tratamientos preferidos son los inhibidores de RET:

- Selpercatinib (Retevmo)
- Pralsetinib (Gavreto)

Si aún no está tomando un inhibidor de RET, puede interrumpir su tratamiento actual de forma anticipada e iniciar el tratamiento dirigido.

Con el tiempo, el cáncer se agravará con el tratamiento dirigido. Se puede iniciar un inhibidor de RET diferente llamado cabozantinib (Cometriq, Cabometyx). Otra opción es iniciar el tratamiento descrito en el *Capítulo 6: Tratamiento según el tipo celular*.

Mutación de *ERBB2 (HER2)* y sobreexpresión de HER2

Las células del cáncer de pulmón tienen un receptor superficial denominado HER2. Ciertas mutaciones en el gen *HER2* (también llamado gen *ERBB2*) producen la hiperactividad del receptor. La hiperactividad del HER2 hace crecer rápidamente a las células cancerosas.

Los cánceres de pulmón con mutaciones en *ERBB2* se tratan primero según el tipo de célula cancerosa. Las opciones de tratamiento se enumeran en el *Capítulo 6: Tratamiento según el tipo celular*.

Si el cáncer crece, puede recibir un conjugado anticuerpo-fármaco:

- El tratamiento preferido es fam-trastuzumab deruxtecan-nxki (Enhertu).
- El otro tratamiento recomendado es ado-trastuzumab emtansina (Kadcyla).

Las opciones de tratamiento después de un conjugado se basan también en el tipo de célula cancerosa.

Sobreexpresión de HER2

Las células de cáncer de pulmón pueden analizarse para detectar niveles altos o sobreexpresión de las proteínas HER2. La inmunohistoquímica (IHQ) es el nombre de la prueba de laboratorio para detectar la sobreexpresión de HER2. Si la puntuación de la IHQ es de 3+, el cáncer se denomina HER2 positivo IHC3+. Se recomienda fam-trastuzumab deruxtecan-nxki (Enhertu) como tratamiento.

Fusión del gen *NRG1*

La fusión del gen *NRG1* es una mutación conductora poco frecuente del CPCNP, pero es más común en los adenocarcinomas de pulmón. La fusión anormal del gen *NRG1* produce una proteína que aumenta las señales de crecimiento celular de la vía HER3-HER2.

Los cánceres de pulmón con fusiones en el gen *NRG1* se tratan primero según el tipo de célula cancerosa. Las opciones de tratamiento se enumeran en el *Capítulo 6: Tratamiento según el tipo celular*.

Si el cáncer crece, podría recibir un tratamiento con anticuerpos HER2-HER3 llamado zenocutuzumab-zbco (Bizengri). Las opciones de tratamiento después de zenocutuzumab-zbco se basan también en el tipo de célula cancerosa.

¿Cuál es el siguiente paso?

Es común tener muchas inquietudes sobre el cáncer. Su equipo de atención médica le brindará apoyo. Se enumeran otros recursos de apoyo en el *Capítulo 7: Otros recursos*.

Puntos clave

- Una mutación conductora hace que las células normales se transformen en cancerosas.
- El tratamiento dirigido es una opción más reciente para tratar el cáncer de pulmón con mutaciones conductoras.
- El tratamiento dirigido es específico para el tipo de mutación conductora. Cuando el cáncer crece durante el tratamiento dirigido, este puede mantenerse o cambiarse a un tratamiento dirigido diferente.
- Cuando no es probable que el tratamiento dirigido ayude, puede recibir tratamiento según el tipo de célula que afecte al cáncer.

Preguntas para hacer

- ¿Cómo decidió cuál es el mejor tratamiento para mí?
- ¿Cuáles son los efectos secundarios comunes y graves del tratamiento?
- ¿Hay algún ensayo clínico que sea adecuado para mí?

5

Tratamiento basado en PD-L1

Algunos tipos de cáncer de pulmón persisten mediante la inhibición de las células T que combaten el cáncer. La inmunoterapia restaura la capacidad de destrucción de estas células T. Lea este capítulo para aprender sobre esta capacidad de supervivencia de las células cancerosas y cómo detenerla.

¿Qué es la PD-L1?

En pocas palabras, la PD-L1 es una proteína en la superficie de las células del cáncer de pulmón. Impide que el cuerpo destruya las células cancerosas. Veamos en más detalle cómo funciona la PD-L1 para comprender el tratamiento del cáncer de pulmón de células no pequeñas (CPCNP).

Las células T destruyen las células cancerosas

El sistema inmunitario es la defensa natural del cuerpo contra las enfermedades, incluido el cáncer. Los glóbulos blancos llamados células T son una parte clave de este sistema. Las células T que eliminan las células cancerosas se denominan células T citotóxicas o asesinas.

La PD-1 limita la actividad de las células T

El sistema inmunitario tiene frenos que controlan una respuesta inmunitaria. Estos mecanismos de frenado se denominan puntos de control inmunitarios. Garantizan que la respuesta inmunitaria no dañe el organismo. La PD-1 actúa como un freno para las células T.

La PD-L1 activa la PD-1

En algunas personas con CPCNP, los frenos inmunitarios se utilizan en exceso. El freno de PD-1 se activa cuando la PD-L1 de las células cancerosas se adhiere a ella.

El tratamiento del cáncer detiene la PD-L1

Los inhibidores del punto de control inmunitario son un tratamiento que mantiene desactivados los frenos inmunitarios. En otras palabras, permiten que las células T destruyan las células cancerosas.

Niveles de expresión de PD-L1

Los expertos de NCCN recomiendan opciones de tratamiento según el nivel de expresión de PD-L1:

- **PD-L1 alta** significa que al menos la mitad de las células cancerosas tienen PD-L1 (cincuenta por ciento [50 %] o más).
- **PD-L1 baja** significa que menos de la mitad de las células cancerosas tienen PD-L1 (del 1 % al 49 %).
- **Sin PD-L1** significa que menos de 1 de cada 100 células tiene PD-L1 (menos del 1 %).

La PD-L1 alta y baja son niveles superiores a los normales (también llamados sobreexpresión). En el resto de este capítulo, se explicarán las recomendaciones de tratamiento para el CPCNP con niveles altos y bajos de PD-L1.

El tratamiento del cáncer de pulmón con una mutación conductora sin PD-L1 se analiza en el *Capítulo 4: Tratamiento de las mutaciones conductoras*.

Si no hay mutaciones conductoras ni PD-L1, lea el *Capítulo 6: Tratamiento según el tipo celular.*

Planificación del tratamiento

El tipo de tratamiento utilizado para el CPCNP con PD-L1 se denomina inhibidores del punto de control inmunitario. Los inhibidores del punto de control inmunitario mantienen desactivados los frenos inmunitarios. En otras palabras, permiten que las células T destruyan las células cancerosas.

No todas las personas deberían recibir inhibidores del punto de control inmunitario. Su equipo considerará los siguientes factores.

Los inhibidores del punto de control inmunitario podrían no ser seguros en los siguientes casos:

- Tiene una enfermedad autoinmune, toma medicamentos que inhiben el sistema inmunitario o se sometió a un trasplante de órganos. Encuentre más información sobre tratamientos más seguros en el *Capítulo 6: Tratamiento según el tipo celular.*
- Su estado funcional es de 3 o 4 en el sistema de puntuación del Eastern Cooperative Oncology Group. Estas puntuaciones altas reflejan un estado de salud más frágil. Su equipo podría recomendarle solo recibir un tratamiento complementario. Obtenga más información en el *Capítulo 3: Mejor calidad de vida con tratamientos complementarios*. Si su puntuación funcional es 3, una opción es un inhibidor del punto de control inmunitario llamado atezolizumab (Tecentriq).

Los inhibidores del punto de control inmunitario tienen menos beneficios en los cánceres de pulmón con las siguientes características:

- Deleción del exón 19 o mutación L858R de *EGFR*.
- Reordenamiento de *ALK*, *RET* o *ROS1*.

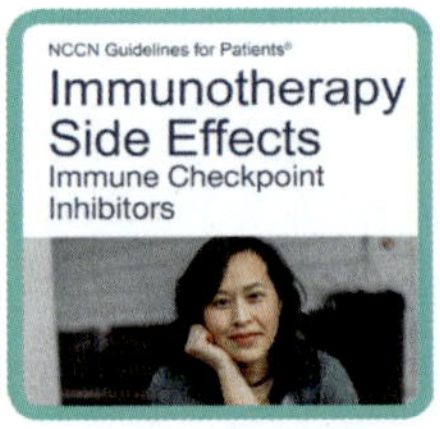

Efectos secundarios de los inhibidores del punto de control inmunitario

Los inhibidores del punto de control inmunitario a veces hacen que sus células inmunitarias ataquen a sus células sanas. Los efectos secundarios relacionados con el sistema inmunitario pueden producirse durante el tratamiento o después de este.

Lea más sobre los efectos secundarios relacionados con el sistema inmunitario en NCCN.org/patientguidelines y en la aplicación NCCN Patient Guides for Cancer.

El control de los efectos secundarios de otros tratamientos se analiza en el *Capítulo 3: Mejor calidad de vida con tratamientos complementarios*.

El tratamiento de estos tipos de cáncer se analiza en el *Capítulo 4: Tratamiento de las mutaciones conductoras.*

“Continúe buscando información y léala nuevamente mientras sigue el proceso de diagnóstico y tratamiento”.

Tipos de inhibidores del punto de control inmunitario

Hay tres tipos de inhibidores del punto de control que se utilizan para tratar el CPCNP

Dos tipos detienen la PD-L1 y reciben su nombre de la proteína a la que se unen:

- Los inhibidores de PD-1 se unen a la PD-1 en las células T, lo que impide que la PD-L1 active el freno de PD-1. Los inhibidores de PD-1 son pembrolizumab (Keytruda), nivolumab (Opdivo) y cemiplimab-rwlc (Libtayo).
- Los inhibidores de PD-L1 se unen a PD-L1 en las células cancerosas, lo que impide que la PD-L1 active el freno de la PD-1. Los inhibidores de PD-L1 son atezolizumab (Tecentriq) y durvalumab (Imfinzi).

El CPCNP también hace que se use en exceso un segundo tipo de freno inmunitario, llamado CTLA-4. El uso excesivo de este freno se debe a que el cáncer de pulmón causa niveles altos de CTLA-4.

El CTLA-4 de las células T se activa cuando se une a B7 en las células inmunitarias llamadas células dendríticas.

- Los inhibidores de CTLA-4 se adhieren a CTLA-4 para que B7 no lo active. Los inhibidores de CTLA-4 son ipilimumab (Yervoy) y tremelimumab-actl (Imjudo).

La mayoría de los inhibidores del punto de control se inyectan lentamente por vía intravenosa. Esta inyección lenta se denomina infusión.

El atezolizumab con hialuronidasa-tqjs (Tecentriq Hybreza) se administra mediante una inyección en la grasa justo debajo de la piel. Puede administrarse en lugar de la infusión intravenosa de atezolizumab.

Tratamiento de primera línea

El primer tratamiento que recibirá se denomina tratamiento de primera línea. El tratamiento de primera línea es seguro si su estado funcional es 0, 1 o 2.

Niveles de preferencia de NCCN

En esta sección, se explican las recomendaciones de NCCN para el tratamiento de primera línea del CPCNP con PD-L1. Estas recomendaciones se basan en las investigaciones científicas y la seguridad. Cuando resulta útil, los expertos de NCCN asignan un nivel de preferencia a sus recomendaciones:

- Los **tratamientos preferidos** son los que cuentan con más pruebas de que funcionan mejor y pueden ser más seguros que otros.
- **Otros tratamientos recomendados** pueden no funcionar tan bien como los preferidos, pero también pueden ser útiles para tratar el cáncer.
- **En algunos casos, hay tratamientos específicos** que funcionan mejor para personas con determinadas características del cáncer o circunstancias de salud.

Regímenes recomendados de NCCN

Un régimen consiste en uno o más fármacos que se toman en una dosis, horario y duración específicos.

El régimen que recibirá se basará en el nivel de PD-L1.

El tipo de CPCNP también es muy importante, ya que algunos tratamientos farmacológicos son eficaces para tipos específicos de cáncer de pulmón.

El tratamiento de primera línea para el adenocarcinoma de pulmón metastásico, el carcinoma de células grandes y los tipos celulares poco frecuentes se detalla en las **Guías 7 y 8**.

Las recomendaciones de NCCN para el carcinoma de células escamosas metastásico se detallan en las **Guías 9 y 10**.

Guía 7
Tratamiento de PD-L1 alta: adenocarcinoma, carcinoma de células grandes, tipos celulares poco frecuentes

Tratamientos preferidos	• Pembrolizumab • Carboplatino o cisplatino, pemetrexed, pembrolizumab • Atezolizumab • Cemiplimab-rwlc • Cemiplimab-rwlc, pemetrexed, carboplatino o cisplatino
Otros tratamientos recomendados	• Carboplatino, paclitaxel, bevacizumab, atezolizumab • Carboplatino, paclitaxel unido a albúmina, atezolizumab • Nivolumab, ipilimumab, pemetrexed, carboplatino o cisplatino • Cemiplimab-rwlc, paclitaxel, carboplatino o cisplatino • Tremelimumab-actl, durvalumab, carboplatino, paclitaxel unido a albúmina • Tremelimumab-actl, durvalumab, carboplatino o cisplatino, pemetrexed
Tratamiento utilizado en ciertos casos	• Nivolumab, ipilimumab

Guía 8
Tratamiento de PD-L1 baja: adenocarcinoma, carcinoma de células grandes, tipos celulares poco frecuentes

Tratamientos preferidos	• Carboplatino o cisplatino, pemetrexed, pembrolizumab • Cemiplimab-rwlc, pemetrexed, carboplatino o cisplatino
Otros tratamientos recomendados	• Carboplatino, paclitaxel, bevacizumab, atezolizumab • Carboplatino, paclitaxel unido a albúmina, atezolizumab • Nivolumab, ipilimumab, pemetrexed, carboplatino o cisplatino • Cemiplimab-rwlc, paclitaxel, carboplatino o cisplatino • Tremelimumab-actl, durvalumab, carboplatino, paclitaxel unido a albúmina • Tremelimumab-actl, durvalumab, carboplatino o cisplatino, pemetrexed • Nivolumab, ipilimumab
Tratamiento utilizado en ciertos casos	• Pembrolizumab

Inmunoterapia con agente único

Algunos tipos de cáncer de pulmón con PD-L1 se tratan solo con 1 fármaco: un inhibidor del punto de control inmunitario.

Pembrolizumab, atezolizumab y cemiplimab-rwlc son las opciones preferidas para todos los tipos de CPCNP con niveles altos de PD-L1. El pembrolizumab por sí solo es útil para algunas personas con niveles bajos de PD-L1.

Quimioinmunoterapia

Una opción para muchas personas es un inhibidor del punto de control combinado con quimioterapia doble con derivados del platino. Este tratamiento combinado se llama quimioinmunoterapia.

Guía 9 Tratamiento de PD-L1 alta: carcinoma de células escamosas	
Tratamientos preferidos	• Pembrolizumab • Carboplatino, paclitaxel o paclitaxel unido a albúmina, pembrolizumab • Atezolizumab • Cemiplimab-rwlc • Cemiplimab-rwlc, paclitaxel, carboplatino o cisplatino
Otros tratamientos recomendados	• Nivolumab, ipilimumab, paclitaxel, carboplatino • Tremelimumab-actl, durvalumab, carboplatino, paclitaxel unido a albúmina • Tremelimumab-actl, durvalumab, carboplatino o cisplatino, gemcitabina
Tratamiento utilizado en ciertos casos	• Nivolumab, ipilimumab

Guía 10 Tratamiento de PD-L1 baja: carcinoma de células escamosas	
Tratamientos preferidos	• Carboplatino, paclitaxel o paclitaxel unido a albúmina, pembrolizumab • Cemiplimab-rwlc, paclitaxel, carboplatino o cisplatino
Otros tratamientos recomendados	• Nivolumab, ipilimumab, paclitaxel, carboplatino • Nivolumab, ipilimumab • Tremelimumab-actl, durvalumab, carboplatino, paclitaxel unido a albúmina • Tremelimumab-actl, durvalumab, carboplatino o cisplatino, gemcitabina
Tratamiento utilizado en ciertos casos	• Pembrolizumab

La quimioterapia destruye las células de crecimiento rápido, incluso las células cancerosas. La quimioterapia doble con derivados del platino consiste en dos tipos de quimioterapia.

- La quimioterapia con derivados del platino es con cisplatino o carboplatino.
- La segunda quimioterapia utiliza algunos de los siguientes: pemetrexed (Alimta, Pemfexy), paclitaxel, paclitaxel con albúmina humana (Abraxane) o gemcitabina (Gemzar, Infugem).

La quimioterapia doble con derivados del platino puede causar efectos secundarios graves, por lo que debe gozar de buena salud para recibir este tratamiento.

Quimioinmunoterapia y bevacizumab

El bevacizumab (Avastin) se utiliza en uno de los regímenes de atezolizumab para el adenocarcinoma de pulmón, el carcinoma de células grandes y los tipos celulares poco frecuentes con niveles altos de PD-L1.

Se trata de un tratamiento dirigido denominado anticuerpo anti-VEGF. Impide el crecimiento de los vasos sanguíneos en los tumores. Sin sangre, las células cancerosas mueren.

Se puede tomar un biosimilar aprobado por la FDA en lugar de bevacizumab. Un biosimilar es un fármaco casi idéntico fabricado por otro laboratorio.

Inmunoterapia doble

Si no puede recibir quimioterapia doble con derivados del platino, nivolumab con ipilimumab puede ser una opción.

Monitoreo de los resultados

Los tratamientos de primera línea se administran en ciclos con días de tratamiento, seguidos de días de descanso. Un ciclo suele durar varias semanas.

Los expertos de NCCN recomiendan evaluar los resultados del tratamiento después de 2 ciclos. Se realizará una tomografía computarizada (TC) para evaluar los resultados. Se puede usar un medio de contraste. Si el cáncer no ha empeorado, los expertos de NCCN recomiendan realizarse más exploraciones por TC cada 2 a 4 ciclos.

A menudo, las personas reciben infusiones durante un máximo de dos años o hasta que el tratamiento deje de funcionar.

“

Es importante que entienda por lo que está pasando. Si su médico dice algo que no entiende, no asienta como si lo entendiese. Infórmeselo a su médico. Puede decir: ‘No entiendo bien lo que acaba de decir’. ¿Puede explicarlo de forma más sencilla?’”.

Tratamiento de mantenimiento

Si el tratamiento de primera línea controla el crecimiento del cáncer, puede pasar al tratamiento de mantenimiento, que incluye uno o dos fármacos de su tratamiento de primera línea.

El objetivo del tratamiento de mantenimiento es detener el crecimiento del cáncer el mayor tiempo posible. Las opciones para el tratamiento de mantenimiento se enumeran en la **Guía 11**.

Los expertos de NCCN recomiendan realizar una exploración por TC para controlar los resultados del tratamiento cada 6 a 12 semanas durante el tratamiento de mantenimiento.

¿Cuál es el siguiente paso?

A los pocos años de recibir tratamiento de primera línea, el cáncer de pulmón empieza a crecer de nuevo en la mayoría de las personas. El siguiente tratamiento se explica en el *Capítulo 6: Tratamiento según el tipo celular.*

- Si no recibió quimioinmunoterapia, lea la sección del Capítulo 6 llamada *Tratamiento de primera línea*.
- Si recibió quimioinmunoterapia, lea la sección del Capítulo 6 llamada *Tratamiento de segunda línea*.

Guía 11
Tratamiento de mantenimiento para el CPCNP metastásico con PD-L1

Adenocarcinoma, carcinoma de células grandes y tipos celulares poco frecuentes	El régimen de mantenimiento se basa en su tratamiento de primera línea: • Pembrolizumab • Pembrolizumab, pemetrexed • Atezolizumab, bevacizumab • Atezolizumab • Nivolumab, ipilimumab • Cemiplimab-rwlc • Cemiplimab-rwlc, pemetrexed • Durvalumab • Durvalumab, pemetrexed
Carcinoma de células escamosas	El régimen de mantenimiento se basa en su tratamiento de primera línea: • Pembrolizumab • Atezolizumab para el CPCNP con PD-L1 alta • Nivolumab, ipilimumab • Cemiplimab-rwlc • Durvalumab

Puntos clave

- Algunos tipos de cáncer de pulmón presentan niveles de PD-L1 superiores a los normales, lo que impide que las células inmunitarias destruyan las células cancerosas.
- Los inhibidores del punto de control inmunitario permiten que las células inmunitarias ataquen las células cancerosas, pero no todas las personas deberían tomarlos.
- Existen muchos regímenes de inhibidores del punto de control. El elegido para su tratamiento se basará en el nivel de PD-L1 y el tipo de cáncer de pulmón.
- Si el crecimiento del cáncer se ralentiza, puede continuar con alguno de los tratamientos farmacológicos para aumentar el tiempo hasta que el cáncer vuelva a crecer. Esto se denomina tratamiento de mantenimiento.

Preguntas para hacer

- ¿Cómo decidió cuál es el mejor tratamiento para mí?
- ¿Cuáles son los efectos secundarios comunes y graves del tratamiento?
- ¿Cuál es el cronograma o ciclos de mi tratamiento?
- ¿Cuándo se evaluarán los resultados de mi tratamiento?
- ¿Hay algún ensayo clínico que sea adecuado para mí?

¡Nos interesan sus comentarios!

Nuestro objetivo es brindar información útil y fácil de entender sobre el cáncer. Realice nuestra encuesta para decirnos qué hicimos bien y qué podríamos mejorar.
NCCN.org/patients/feedback

6

Tratamiento según el tipo celular

El cáncer de pulmón varía de una persona a otra según el tipo de célula pulmonar afectada. Su tratamiento será específico para el tipo de cáncer de pulmón que tenga. Lea este capítulo para saber qué tratamiento es el mejor para usted.

¿Qué son los tipos celulares?

Un tipo celular es un grupo de células que recibe su nombre según sus características o funciones.

El cáncer de pulmón de células no pequeñas (CPCNP) es un grupo de cánceres. Cada cáncer en el grupo afecta a un tipo celular diferente:

- El **adenocarcinoma** es un cáncer de las células que producen mucosidad.
- El **carcinoma de células grandes** es un tipo de cáncer de células de mayor tamaño en comparación con otras células.
- El **carcinoma de células escamosas** es un tipo de cáncer de células delgadas y planas que protegen el tejido corporal.

El adenocarcinoma, el carcinoma de células grandes y los carcinomas de células escamosas son los tipos de células más comunes del CPCNP. También existen tipos celulares poco frecuentes que los expertos a veces denominan "sin otra especificación" o, de forma abreviada, "SOE".

¿Qué tipos de cáncer de pulmón se tratan según el tipo celular?

El CPCNP que no tiene un biomarcador conocido se trata según el tipo celular y otros factores que se explican en este capítulo.

El CPCNP con mutaciones conductoras o PD-L1 también se trata según el tipo celular, como se explica en los Capítulos 4 y 5, pero el orden de los tratamientos o los fármacos en los regímenes pueden variar.

Planificación del tratamiento seguro

Además del tipo celular, otro factor decisivo del tratamiento es la capacidad para realizar las actividades cotidianas. Esta capacidad se denomina estado funcional.

El cáncer y otras enfermedades pueden limitar lo que usted puede hacer. Si su capacidad está limitada, algunos tratamientos para el cáncer pueden causar graves problemas de salud.

El estado funcional del Eastern Cooperative Oncology Group es un sistema de puntuación habitual. Consta de cinco puntuaciones que van de 0 a 4. Cuanto más baja sea la puntuación, mejor será su capacidad para cuidar de sí mismo.

Un estado funcional de 0, 1 o 2 significa que está prácticamente sano. Los expertos de NCCN recomiendan tratar el cáncer con un tratamiento sistémico. Las siguientes secciones explican qué es un tratamiento sistémico y cuáles son las opciones disponibles.

Una puntuación funcional de 3 o 4 indica que el tratamiento sistémico será perjudicial. Los expertos de NCCN aconsejan solo recibir tratamiento complementario. Obtenga más información en el *Capítulo 3: Mejor calidad de vida con tratamientos complementarios.*

Sin embargo, si su puntuación funcional es 3, un inhibidor del punto de control inmunitario llamado atezolizumab (Tecentriq) puede ser una opción.

Tipos de tratamiento sistémico

El tratamiento sistémico consiste en fármacos para tratar el cáncer presente en cualquier parte del cuerpo. Puede tratar el cáncer en muchos lugares, así como en lugares de difícil acceso.

Quimioterapia

El tratamiento clásico del cáncer de pulmón metastásico generalizado es la quimioterapia. La quimioterapia destruye las células de crecimiento rápido, incluidas las células cancerosas.

La quimioterapia con platino se usa comúnmente para el CPCNP. Los dos fármacos derivados del platino que se usan para el CPCNP son el cisplatino y el carboplatino. Estos dañan el ADN de las células cancerosas para destruirlas.

Se pueden usar otros tipos de quimioterapia con fármacos derivados del platino o por sí solos para tratar el CPCNP.

La quimioterapia para el CPCNP se inyecta en una vena. Algunas inyecciones se aplican en el brazo o la mano, mientras que otras se realizan a través de un dispositivo implantado denominado puerto. Una infusión es un goteo lento controlado por una bomba que puede durar horas.

Inhibidores del punto de control inmunitario

Los inhibidores del punto de control inmunitario restauran la capacidad de las células inmunitarias para destruir las células cancerosas. Tratan el cáncer de pulmón con PD-L1, tal como se explica

Tratamiento sistémico

El tratamiento sistémico trata el cáncer de pulmón generalizado con fármacos que destruyen las células cancerosas.

El tratamiento se basa en el tipo celular y suele combinar la quimioterapia con los tratamientos más recientes.

El tratamiento se administra mediante una inyección intravenosa. Una infusión es un goteo lento controlado por una bomba que puede durar horas.

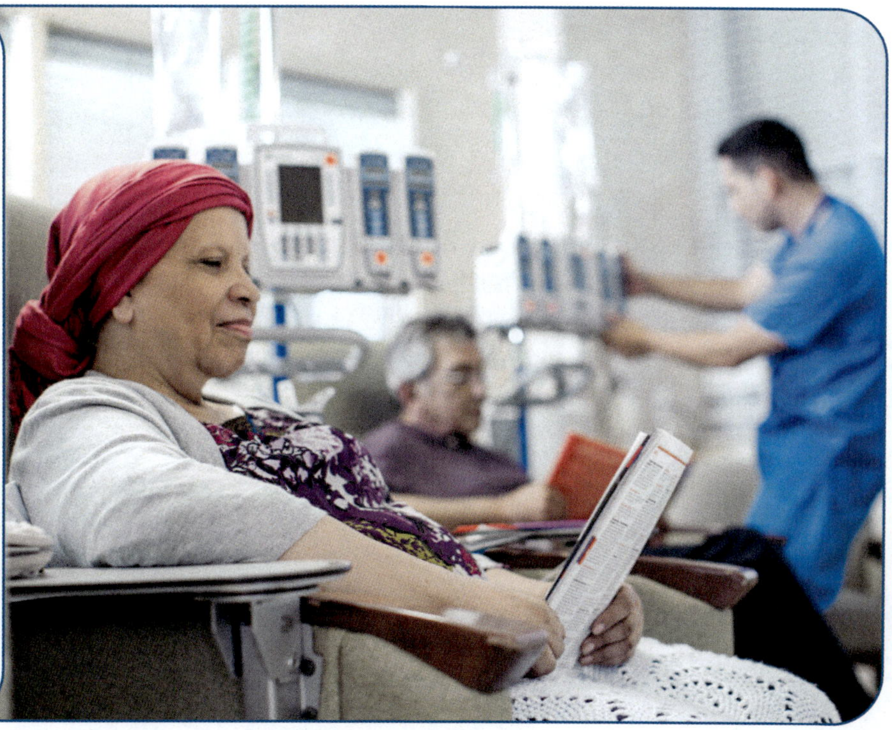

en el Capítulo 5. Sin embargo, también pueden prolongar la vida cuando el cáncer de pulmón no tiene PD-L1.

Existen tres tipos de inhibidores del punto de control, cada uno denominado según la proteína a la que se adhiere:

- **Inhibidores de PD-1:** pembrolizumab (Keytruda), nivolumab (Opdivo) y cemiplimab-rwlc (Libtayo).
- **Inhibidores de PD-L1:** atezolizumab (Tecentriq) y durvalumab (Imfinzi).
- **Inhibidores de CTLA-4:** ipilimumab (Yervoy) y tremelimumab-actl (Imjudo).

La mayoría de los inhibidores del punto de control se administran mediante infusión. El atezolizumab con hialuronidasa-tqjs (Tecentriq Hybreza) se administra mediante una inyección en la grasa justo debajo de la piel. Puede administrarse en lugar de la infusión intravenosa de atezolizumab.

Tratamiento dirigido

El tratamiento dirigido detiene las maneras específicas en las que crecen las células cancerosas. No se usa con tanta frecuencia para el CPCNP sin mutaciones conductoras en comparación con otros tratamientos.

Anticuerpos anti-VEGF

El bevacizumab (Avastin) y el ramucirumab (Cyramza) son un tipo de tratamiento dirigido llamado anticuerpos anti-VEGF. Detienen el crecimiento de los vasos sanguíneos en los tumores. Sin sangre, las células cancerosas mueren.

Los anticuerpos anti-VEGF se administran mediante infusión.

Se puede tomar un biosimilar aprobado por la FDA en lugar de bevacizumab. Un biosimilar es un fármaco casi idéntico fabricado por otro laboratorio.

Conjugado anticuerpo-fármaco

Fam-trastuzumab deruxtecan-nxki (Enhertu) es un conjugado anticuerpo-fármaco. Combina dos fármacos en un solo medicamento. Un fármaco encuentra determinadas células cancerosas y se adhiere a ellas, y el otro fármaco ataca el cáncer. Estos conjugados se administran mediante infusión.

Efectos secundarios del tratamiento sistémico

Todos los tratamientos del cáncer pueden causar problemas de salud no deseados llamados efectos secundarios.

La quimioterapia provoca efectos secundarios porque mata tanto a las células normales de crecimiento rápido como a las cancerosas.

Los inhibidores del punto de control inmunitario a veces hacen que sus células inmunitarias ataquen a sus células sanas.

Los anticuerpos anti-VEGF causan efectos secundarios porque impiden la formación de nuevos vasos sanguíneos.

El control de los efectos secundarios se detalla en el *Capítulo 3*: *Mejor calidad de vida con tratamientos complementarios.*

Niveles de preferencia de NCCN

Los expertos de NCCN recomiendan opciones de tratamiento sistémico según las investigaciones científicas y la seguridad. Si son útiles, asignan un nivel de preferencia a sus recomendaciones:

- Los **tratamientos preferidos** son los que cuentan con más pruebas de que funcionan mejor y pueden ser más seguros que otros.
- **Otros tratamientos recomendados** pueden no funcionar tan bien como los preferidos, pero también pueden ser útiles para tratar el cáncer.
- **En algunos casos, hay tratamientos específicos** que funcionan mejor para personas con determinadas características del cáncer o circunstancias de salud.

Estos niveles de preferencia se detallan en las siguientes secciones.

Tratamiento de primera línea

El primer tratamiento que recibirá se denomina tratamiento de primera línea.

Su equipo de atención médica le indicará el régimen de tratamiento sistémico más adecuado para usted. Un régimen consiste en uno o más fármacos que se toman en una dosis, horario y duración específicos.

Tratamientos preferidos y otros tratamientos recomendados como tratamiento de primera línea

Los tratamientos preferidos y otros tratamientos recomendados incluyen los inhibidores del punto de control inmunitario.

Los inhibidores del punto de control inmunitario no son adecuados para todas las personas. No debe recibir estos tratamientos si tiene una enfermedad autoinmune, toma medicamentos que inhiben el sistema inmunitario o se sometió a un trasplante de órganos.

Los inhibidores del punto de control inmunitario no se recomiendan para el tratamiento de primera línea de cánceres con deleción del exón 19 o mutación L858R de *EGFR* o un reordenamiento de *ALK*, *RET* o *ROS1*.

Quimioinmunoterapia

La quimioinmunoterapia combina inhibidores del punto de control inmunitario con quimioterapia doble con derivados del platino.

La quimioterapia doble con derivados del platino consiste en dos tipos de quimioterapia. Uno es cisplatino o carboplatino. La segunda quimioterapia es pemetrexed (Alimta, Pemfexy), paclitaxel, paclitaxel con albúmina humana (Abraxane), etopósido (Toposar, Etopophos) o gemcitabina (Gemzar, Infugem).

Algunos regímenes para el adenocarcinoma de pulmón, carcinoma de células grandes y tipos celulares poco frecuentes incluyen bevacizumab.

Inmunoterapia doble

Si no puede recibir quimioterapia doble con derivados del platino, podría recibir solo inhibidores del punto de control inmunitario. El nivolumab con ipilimumab podría ser una opción.

Tratamientos utilizados en ciertos casos como tratamiento de primera línea

Cuando los inhibidores del punto de control inmunitario no son una opción, se utiliza quimioterapia para el tratamiento.

La quimioterapia doble con derivados del platino es la que se utiliza con más frecuencia. El bevacizumab forma parte de algunos regímenes.

Otras opciones incluyen gemcitabina con docetaxel o vinorelbina.

Además, existen varias opciones de quimioterapia con un agente individual, entre ellas:

- Paclitaxel unido a albúmina
- Docetaxel
- Gemcitabina
- Paclitaxel
- Pemetrexed (solo para tipos celulares no escamosos)

Puede encontrar una lista completa de tratamientos de primera línea para el adenocarcinoma de pulmón metastásico, el carcinoma de células grandes y los tipos celulares poco frecuentes en la **Guía 12**, y para el carcinoma de células escamosas metastásico en la **Guía 13**.

Guía 12
Tratamiento de primera línea del adenocarcinoma de pulmón metastásico, el carcinoma de células grandes y los tipos celulares poco frecuentes

Tratamientos preferidos	• Pembrolizumab, carboplatino o cisplatino, pemetrexed • Cemiplimab-rwlc, pemetrexed, carboplatino o cisplatino
Otros tratamientos recomendados	• Atezolizumab, carboplatino, paclitaxel, bevacizumab • Atezolizumab, carboplatino, paclitaxel unido a albúmina • Nivolumab, ipilimumab • Nivolumab, ipilimumab, pemetrexed, carboplatino o cisplatino • Cemiplimab-rwlc, paclitaxel, carboplatino o cisplatino • Tremelimumab-actl, durvalumab, carboplatino, paclitaxel unido a albúmina • Tremelimumab-actl, durvalumab, carboplatino o cisplatino, pemetrexed
Tratamientos utilizados en ciertos casos	• Bevacizumab, carboplatino, paclitaxel • Bevacizumab, carboplatino o cisplatino, pemetrexed • Carboplatino y paclitaxel unido a albúmina, docetaxel, etopósido, gemcitabina, paclitaxel o pemetrexed • Cisplatino y docetaxel, etopósido, gemcitabina, paclitaxel o pemetrexed • Gemcitabina y docetaxel o vinorelbina • Uno de estos: paclitaxel unido a albúmina, docetaxel, gemcitabina, paclitaxel o pemetrexed

Monitoreo de los resultados

El tratamiento sistémico se administra en ciclos con días de tratamiento, seguidos de días de descanso. Un ciclo suele durar entre 3 y 4 semanas.

En general, el tratamiento de primera línea se administra durante 4 ciclos. Si el tratamiento no le provoca demasiado malestar, puede completarse un total de 6 ciclos.

Después de 2 ciclos, su equipo evaluará los resultados. La extensión del cáncer puede verse en las exploraciones por tomografía computarizada (TC). Se puede usar un medio de contraste. La exploración por TC se repetirá después de otros 2 a 4 ciclos.

"La gente preguntará cómo puede ayudar. Sea específico. Por ejemplo, puede decir: 'Puedes cocinar para mí. Por favor, envasa las comidas en recipientes de 110 gramos porque es lo máximo que puedo consumir de una sola vez'".

Guía 13
Tratamiento de primera línea de carcinoma de pulmón de células escamosas metastásico

Tratamientos preferidos	• Pembrolizumab, carboplatino, paclitaxel o paclitaxel unido a albúmina • Cemiplimab-rwlc, paclitaxel, carboplatino o cisplatino
Otros tratamientos recomendados	• Nivolumab, ipilimumab • Nivolumab, ipilimumab, paclitaxel, carboplatino • Tremelimumab-actl, durvalumab, carboplatino, paclitaxel unido a albúmina • Tremelimumab-actl, durvalumab, carboplatino o cisplatino, gemcitabina
Tratamientos utilizados en ciertos casos	• Carboplatino y paclitaxel unido a albúmina, docetaxel, gemcitabina, paclitaxel o etopósido • Cisplatino y docetaxel, etopósido, gemcitabina o paclitaxel • Gemcitabina y docetaxel o vinorelbina • Uno de estos: paclitaxel unido a albúmina, docetaxel, gemcitabina, paclitaxel

Tratamiento de mantenimiento

Si el tratamiento de primera línea controla el crecimiento del cáncer, puede recibir tratamiento de mantenimiento una vez que haya finalizado el régimen. El objetivo del tratamiento de mantenimiento es detener el crecimiento del cáncer durante el mayor tiempo posible.

Puede continuar con al menos uno de los fármacos. A esto se le llama mantenimiento de continuación.

Otra opción es cambiar a un medicamento que no haya recibido como tratamiento de primera línea. Es lo que se denomina mantenimiento con cambio.

Las opciones para el tratamiento de mantenimiento se enumeran en la **Guía 14**.

Puede continuar con el tratamiento de mantenimiento durante dos años si su tratamiento de primera línea incluye inhibidores del punto de control inmunitario.

Guía 14
Tratamiento de mantenimiento para el CPCNP metastásico según el tipo celular

Adenocarcinoma, carcinoma de células grandes y tipos celulares poco frecuentes	Mantenimiento de continuación • Bevacizumab • Pemetrexed • Bevacizumab, pemetrexed • Pembrolizumab, pemetrexed • Atezolizumab, bevacizumab • Nivolumab, ipilimumab • Atezolizumab • Gemcitabina • Cemiplimab-rwlc con o sin pemetrexed • Durvalumab con o sin pemetrexed Mantenimiento con cambio • Pemetrexed
Cáncer de pulmón de células escamosas	Mantenimiento de continuación • Pembrolizumab • Nivolumab, ipilimumab • Gemcitabina • Cemiplimab-rwlc • Durvalumab

Tratamiento de segunda línea

Con el tiempo, el cáncer de pulmón suele volver a crecer después del tratamiento de primera línea. Las opciones de tratamiento de segunda línea se basan en su estado funcional:

- **Estado funcional 0, 1 o 2:** los expertos de NCCN recomiendan el tratamiento sistémico. Todas las opciones se enumeran en la **Guía 15**.
- **Estado funcional 3 o 4:** se recomienda el tratamiento complementario. Obtenga más información en el *Capítulo 3: Mejor calidad de vida con tratamientos complementarios.*

Tratamientos recomendados

Los inhibidores del punto de control inmunitario son la opción preferida si aún no los ha recibido. Si el cáncer creció mientras se administraba un inhibidor del punto de control, no se aconseja cambiar a otro inhibidor del punto de control.

Otros tratamientos recomendados incluyen ramucirumab con docetaxel y quimioterapia con un agente individual. Para los cánceres con sobreexpresión de HER2, fam-trastuzumab deruxtecan-nxki es una opción.

Otra manera de recibir tratamiento es mediante un ensayo clínico. Los ensayos clínicos se describen en la siguiente sección.

Control y mantenimiento

Su equipo controlará los resultados de su tratamiento. Los expertos de NCCN recomiendan realizar una exploración por TC cada 6 a 12 semanas. Se puede usar un medio de contraste.

Si el inhibidor del punto de control inmunitario forma parte del tratamiento de segunda línea, puede seguir en tratamiento de mantenimiento hasta que el cáncer vuelva a crecer.

Guía 15
Tratamiento de segunda línea del CPCNP metastásico

Tratamientos preferidos cuando no ha recibido antes un inhibidor del punto de control inmunitario	• Nivolumab • Pembrolizumab • Atezolizumab
Otros tratamientos recomendados, ya sea que haya recibido o no un inhibidor del punto de control inmunitario	• Docetaxel • Gemcitabina • Ramucirumab, docetaxel • Paclitaxel unido a albúmina • Pemetrexed para adenocarcinoma de pulmón, carcinoma de células grandes y tipos celulares poco frecuentes • Fam-trastuzumab deruxtecan-nxki para la sobreexpresión de HER2

Ensayos clínicos

Un ensayo clínico es un tipo de estudio de investigación médica. Después de desarrollar y analizar en un laboratorio nuevas formas posibles de combatir el cáncer, es necesario estudiarlas en las personas.

Si en un ensayo clínico se determina que un fármaco, un dispositivo o un método de tratamiento es seguro y eficaz, es posible que lo apruebe la Administración de Alimentos y Medicamentos de los Estados Unidos (FDA).

Todas las personas con cáncer deben considerar atentamente todas las opciones de tratamiento que existen para tratar su tipo de cáncer, incluidos los tratamientos estándares y los ensayos clínicos. Converse con su médico para evaluar si tiene sentido participar en un ensayo clínico.

Fases

La mayoría de los ensayos clínicos sobre el cáncer se centran en el tratamiento y se realizan por fases.

- En los ensayos de **fase 1**, se estudian la seguridad y los efectos secundarios de un medicamento en investigación o un método de tratamiento.
- En los ensayos de **fase 2**, se evalúa el grado en que un fármaco o método actúa contra un tipo de cáncer específico.
- En los ensayos de fase 3, se evalúa el fármaco o el método en comparación con el tratamiento estándar. Si los resultados son buenos, puede ser aprobado por la FDA.
- En los ensayos de **fase 4** , se estudian la seguridad y el beneficio de un tratamiento aprobado por la FDA.

Dónde buscar ensayos clínicos En los Estados Unidos

Centros oncológicos de NCCN
NCCN.org/cancercenters

The National Cancer Institute (NCI)
cancer.gov/about-cancer/treatment/clinical-trials/search

En el mundo

The U.S. National Library of Medicine (NLM)
clinicaltrials.gov

¿Necesita ayuda para buscar un ensayo clínico?

Servicio de Información de Cáncer (Cancer Information Service, CIS) del NCI
+1 800.4.CANCER (+1 800.422.6237)
cancer.gov/contact

¿Quién puede inscribirse?

Depende de las normas del ensayo clínico, denominadas criterios de elegibilidad. Las reglas pueden referirse a la edad, el tipo y el estadio del cáncer, los antecedentes de tratamiento o el estado de salud general. Estos garantizan que los participantes se asemejen en formas específicas y que el ensayo sea lo más seguro posible para los participantes.

Consentimiento informado

Un equipo de investigación administra los ensayos clínicos. Este grupo de expertos revisará el estudio con usted en detalle, incluidos el propósito, y los riesgos y beneficios de participar. Toda esta información también se proporciona en un formulario de consentimiento informado. Lea el formulario detenidamente y haga preguntas antes de firmarlo. Tómese el tiempo que necesite para conversar con personas de su confianza. Tenga en cuenta que puede dejar el ensayo clínico y recibir un tratamiento fuera del ensayo clínico en cualquier momento.

¿Recibiré un placebo?

Los placebos (versiones inactivas de medicamentos reales) casi nunca se usan solos en los ensayos clínicos sobre el cáncer. Es común recibir el placebo con el tratamiento habitual o el fármaco nuevo con el tratamiento estándar. Antes de inscribirse, se le informará, verbalmente y por escrito, si el ensayo clínico tiene previsto el uso de un placebo.

¿Los ensayos clínicos son gratuitos?

No tiene que pagar nada para inscribirse en un ensayo clínico. El patrocinador del estudio paga los costos relacionados con la investigación, incluido el fármaco del estudio. Pero es posible que tenga que pagar otros servicios, como transporte o servicios de cuidado infantil, debido a las consultas adicionales. Durante el ensayo, continuará recibiendo la atención habitual contra el cáncer. Este tipo de atención a menudo está cubierta por el seguro.

¿Cuál es el siguiente paso?

Es común tener muchas inquietudes sobre el cáncer. Su equipo de atención médica le brindará apoyo. Se enumeran otros recursos de apoyo en el *Capítulo 7: Otros recursos.*

Puntos clave

- El tratamiento del cáncer de pulmón sin biomarcadores tratables se basa en el tipo celular.
- El tratamiento de todo el cuerpo, llamado tratamiento sistémico, se utiliza para tratar a personas relativamente sanas. Si el tratamiento sistémico puede ser perjudicial, generalmente se recomienda el tratamiento complementario.
- Si es segura y eficaz, se recomienda la quimioinmunoterapia o inmunoterapia como primer tratamiento del cáncer de pulmón según el tipo celular. Otra opción es un régimen de quimioterapia.
- Puede recibir entre 4 y 6 ciclos de tratamiento. Su equipo controlará los resultados del tratamiento.
- El tratamiento de mantenimiento ralentiza el crecimiento del cáncer. Consiste en uno o más fármacos de su primer tratamiento.
- Las próximas opciones de tratamiento para el cáncer de pulmón son un inhibidor del punto de control inmunitario o un régimen de quimioterapia. Los cánceres con sobreexpresión de HER2 pueden tratarse con fam-trastuzumab deruxtecan-nxki.
- En los ensayos clínicos se estudian nuevas formas de combatir el cáncer. Un ensayo clínico puede ser una opción adicional al tratamiento estándar.

Preguntas para hacer

- ¿Cómo decidió cuál es el mejor tratamiento para mí?
- ¿Cuáles son los efectos secundarios comunes y graves del tratamiento?
- ¿Cuál es el cronograma o ciclos de mi tratamiento?
- ¿Cuándo se evaluarán los resultados de mi tratamiento?
- ¿Hay algún ensayo clínico que sea adecuado para mí?

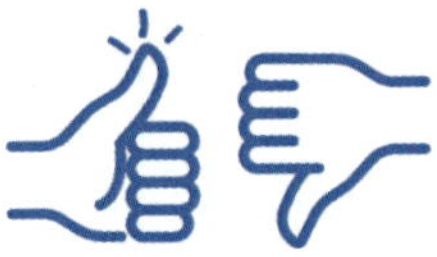

¡Cuéntenos qué opina!

Tómese un momento para completar una encuesta en línea sobre NCCN Guidelines for Patients.
NCCN.org/patients/response

7
Otros recursos

¿Quiere saber más? Aquí le explicamos cómo obtener ayuda adicional.

Qué más hay que saber

Este libro puede ayudarle a mejorar su atención oncológica. En él, se explican con claridad las recomendaciones de los expertos y se sugieren preguntas que puede hacerle a su equipo de atención médica. Pero no es el único recurso que tiene.

Puede recibir tanta información y ayuda como necesite. A muchas personas les interesa saber más sobre los siguientes temas:

- Grupos de apoyo en la comunidad y en línea
- Segundas opiniones
- Planificación anticipada de la atención
- Ensayos clínicos
- Obtención de ayuda económica

Qué más hacer

Su centro de salud puede ayudar con los próximos pasos. Suelen disponer de recursos *in situ* para ayudar a satisfacer sus necesidades y encontrar respuestas a sus preguntas. Los centros de salud también pueden informarle de los recursos existentes en su comunidad.

Además de la ayuda de sus profesionales de atención médica, los recursos enumerados en la siguiente sección proporcionan apoyo a muchas personas como usted. Consulte la lista y visite los sitios web que se indican para obtener más información sobre estas organizaciones.

Dónde obtener ayuda

American Lung Association
lung.org/lung-health-diseases/lung-disease-lookup/lung-cancer

Cancer*Care*
Cancercare.org

Cancer Hope Network
cancerhopenetwork.org

Cancer Survivor Care
Cancersurvivorcare.org

Caring Ambassadors Program, Inc.
LungCancerCAP.org

Free Me from Lung Cancer
freemefromlungcancer.org

Go2 Foundation para cáncer de pulmón
go2foundation.org

Imerman Angels
Imermanangels.org

LiveLung (Dusty Joy Foundation)
dustyjoy.org

LUNGevity
lungevity.org

Lung Cancer Action Network (LungCAN)
lungcan.org

Lung Cancer Research Foundation
lungcancerresearchfoundation.org

National Coalition for Cancer Survivorship
canceradvocacy.org

Triage Cancer
triagecancer.org

Preguntas para hacer

- ¿Con quién debo hablar sobre vivienda, preparación de comidas y otras necesidades básicas?
- ¿Qué asistencia existe para el transporte, el cuidado de los niños y la atención domiciliaria?
- ¿Quién puede informarme sobre mis opciones de seguro médico y ayudarme a solicitar cobertura?
- ¿Cuánto debo pagar por mi tratamiento y qué tipo de ayuda existe para cubrir estos costos?
- ¿Cómo me conecto con los demás para crear un sistema de apoyo?

Palabras que debe conocer

adenocarcinoma
Un cáncer de las células que recubren los órganos y producen líquidos u hormonas.

anatomopatólogo
Médico experto en el análisis de células y tejidos para detectar enfermedades.

antecedentes médicos
Informe de todos sus eventos de salud y medicamentos.

aspiración transtorácica con aguja (TTNA)
Procedimiento por el que se extraen muestras de tejido con una aguja fina guiada a través de las costillas.

biomarcador
Cualquier molécula de su cuerpo que se pueda medir para evaluar su salud.

biopsia
Procedimiento mediante el cual se toman muestras de fluidos o tejidos para analizarlas y detectar una enfermedad.

biopsia por punción con aguja gruesa
Un procedimiento que extrae muestras de tejido con una aguja hueca. También llamada directamente biopsia o punción con aguja gruesa o BAG.

cáncer de pulmón de células no pequeñas (CPCNP)
Cáncer que comienza en células pulmonares que no son pequeñas.

cáncer de pulmón de células pequeñas (CPCP)
Cáncer de pequeñas células pulmonares redondeadas.

carcinoma
Cáncer de las células que recubren las superficies internas o externas del cuerpo.

carcinoma de células escamosas
Tipo de cáncer de células delgadas y planas que recubren la superficie de los órganos.

carcinoma pulmonar de células grandes
Cáncer de células pulmonares que carece de características para clasificarse como otro tipo de cáncer de pulmón.

cirugía
Una operación para extirpar o reparar una parte del cuerpo.

contraste
Sustancia que se coloca en el cuerpo para que las imágenes que se toman en las exploraciones de diagnóstico sean más claras.

diagnóstico
Identificación de una enfermedad basada en pruebas.

difusión de gases
Prueba que utiliza gas inocuo para medir la cantidad de aire que puede exhalar.

ECOG
Eastern Cooperative Oncology Group (Grupo Oncológico Cooperativo de la costa Este).

efecto secundario
Respuesta física o emocional insalubre o desagradable frente al tratamiento.

ensayo clínico
Tipo de investigación para evaluar la eficacia de pruebas o tratamientos sanitarios en las personas.

espirometría
Prueba que utiliza un tubo para medir la rapidez con la que se respira.

estadio del cáncer
Clasificación del pronóstico del cáncer en función de su crecimiento y extensión.

estado funcional
Clasificación sobre la capacidad de una persona para realizar actividades cotidianas.

evaluación rápida *in situ* (ROSE)
Evaluación del tamaño del tejido extirpado durante un procedimiento médico.

examen físico
Revisión del cuerpo por parte de un médico para descubrir signos de enfermedad.

FDG
Fluorodesoxiglucosa.

ganglio linfático
Pequeña estructura en forma de frijol que combate las enfermedades.

gen
Instrucciones codificadas en las células para crear nuevas células y controlar la forma en que se comportan.

glándula suprarrenal
Pequeño órgano situado encima de cada riñón que produce hormonas.

hemograma completo (HC)
Prueba de laboratorio que mide los componentes de la sangre.

inmunohistoquímica (IHQ)
Prueba de laboratorio especial realizada en una muestra de tejido.

inmunoterapia
Tratamiento con fármacos que ayudan al organismo a encontrar y destruir las células cancerosas.

mantenimiento con cambio
Fase de tratamiento con un nuevo fármaco que se administra para prolongar los buenos resultados del tratamiento.

mantenimiento de continuación
Fase de tratamiento en la que se utilizan uno o más fármacos de primera línea para prolongar los buenos resultados del tratamiento.

metástasis
Diseminación de las células cancerosas del primer tumor a un nuevo sitio.

mutación
Cambios anormales en las instrucciones codificadas dentro de las células (genes).

NCCN
National Comprehensive Cancer Network

perfil bioquímico
Análisis de laboratorio de la cantidad de 8 sustancias químicas en una muestra de sangre. También llamado panel metabólico.

pericardiocentesis
Procedimiento por el que se extrae líquido de alrededor del corazón con una aguja.

pronóstico
La evolución y el resultado probables de una enfermedad.

pruebas de función pulmonar
Una serie de pruebas respiratorias para evaluar la fuerza de los pulmones.

quimiorradiación
Tratamiento del cáncer con fármacos que destruyen las células y rayos de alta energía.

quimioterapia
Tratamiento con medicamentos contra el cáncer que eliminan las células de crecimiento rápido.

quimioterapia doble con derivados del platino
Un tratamiento con dos fármacos que matan las células, uno de los cuales contiene la sustancia química platino.

radiólogo torácico
Médico experto en interpretación de estudios de diagnóstico por imágenes del tórax.

radiooncólogo
Un médico que es un experto en el tratamiento del cáncer con radiación.

radioterapia
Tratamiento que utiliza energía intensa para destruir las células cancerosas.

reordenamiento genético
Instrucción codificada dentro de una célula que se compone de partes de otras instrucciones codificadas.

resonancia magnética (RM)
Estudio que usa ondas sonoras e imanes potentes para tomar fotografías del interior del cuerpo.

sistema respiratorio
Grupo de órganos que transporta los gases dentro y fuera del cuerpo.

SOE
Sin otra especificación.

tomografía computarizada (TC)
Estudio que usa rayos x de varios ángulos para tomar imágenes del interior del cuerpo.

tomografía por emisión de positrones (TEP)
Estudio que utiliza material radioactivo para ver la forma y la función de partes del cuerpo.

tomografía por emisión de positrones/ tomografía computada (TEP/TC)
Un estudio que utiliza dos métodos de obtención de imágenes para ver la forma y la función del tejido.

toracoscopia
Procedimiento para realizar intervenciones en el tórax con un dispositivo que se pasa a través de un pequeño corte en la piel. También se denomina cirugía toracoscópica asistida por video (VATS).

tratamiento complementario
Atención médica que incluye el alivio de los síntomas, pero no el tratamiento del cáncer. En ocasiones, también se le llama cuidados paliativos.

tratamiento de mantenimiento
Fase de tratamiento que se administra para prolongar los buenos resultados del tratamiento.

tratamiento dirigido
Un tratamiento con fármacos que impiden el proceso de crecimiento específico de las células cancerosas.

Colaboradores de NCCN

Esta guía para pacientes se basa en NCCN Clinical Practice Guidelines in Oncology (NCCN Guidelines®) para el tratamiento del cáncer de pulmón de células no pequeñas, versión 3.2025. Fue adaptada, revisada y publicada con la colaboración de las siguientes personas:

Dorothy A. Shead, máster en Ciencias
Directora ejecutiva de Operaciones de Información para Pacientes

Laura J. Hanisch, Estudios avanzados en Psicología
Directora del Programa de información para pacientes

Susan Kidney
Especialista ejecutiva en Diseño Gráfico

La NCCN Clinical Practice Guidelines in Oncology (NCCN Guidelines®) para el cáncer de pulmón de células no pequeñas, versión 3.2025, fue elaborada por los siguientes miembros del panel de NCCN:

Dr. Gregory J. Riely, doctor en Medicina/ presidente
Memorial Sloan Kettering Cancer Center

Dr. Douglas E. Wood, vicepresidente
Fred Hutchinson Cancer Center

Dra. Dara L. Aisner, doctora en Medicina
University of Colorado Cancer Center

Dr. Wallace Akerley
Huntsman Cancer Institute, University of Utah

Dra. Jessica R. Bauman
Fox Chase Cancer Center

Dr. Ankit Bharat
Robert H. Lurie Comprehensive Cancer Center of Northwestern University

Dr. Joe Y. Chang, doctor en Medicina
The University of Texas MD Anderson Cancer Center

Dr. Lucian R. Chirieac
Dana-Farber/Brigham and Women's Cancer Center

Dr. Malcolm DeCamp
University of Wisconsin Carbone Cancer Center

Dr. Aakash Desai, máster en Salud Pública
O'Neal Comprehensive Cancer Center, UAB

Dr. Thomas J. Dilling, máster en Ciencias
Moffitt Cancer Center

Dr. Jonathan Dowell
UT Southwestern Simmons Comprehensive Cancer Center

Dr. Gregory A. Durm, máster en Ciencias
Indiana University Melvin and Bren Simon Comprehensive Cancer Center

Dr. Scott Gettinger
Yale Cancer Center/Smilow Cancer Hospital

Dr. Travis E. Grotz
Mayo Clinic Comprehensive Cancer Center

Dr. Matthew A. Gubens, máster en Ciencias
UCSF Helen Diller Family Comprehensive Cancer Center

Dr. Aditya Juloori
The UChicago Medicine Comprehensive Cancer Center

Dr. Rudy P. Lackner
Fred & Pamela Buffett Cancer Center

Dr. Michael Lanuti
Mass General Cancer Center

Dr. Jules Lin
University of Michigan Rogel Cancer Center

Dr. Billy W. Loo, Jr., doctor en Medicina
Stanford Cancer Institute

Dra. Christine M. Lovly, doctora en Medicina
Vanderbilt-Ingram Cancer Center

Dr. Fabien Maldonado
Vanderbilt-Ingram Cancer Center

Dr. Daniel Morgensztern
Siteman Cancer Center, Barnes-Jewish Hospital and Washington University School of Medicine

Dr. Trey C. Mullikin
Duke Cancer Institute

Dr. Thomas Ng
The University of Tennessee Health Science Center

*Dra. Dawn Owen, doctora en Medicina
Mayo Clinic Comprehensive Cancer Center

Dr. Dwight H. Owen, máster en Ciencias
The Ohio State University Comprehensive Cancer Center - James Cancer Hospital and Solove Research Institute

Dr. Sandip P. Patel
UC San Diego Moores Cancer Center

Dr. Tejas Patil
University of Colorado Cancer Center

Dr. Patricio M. Polanco
UT Southwestern Simmons Comprehensive Cancer Center

Dr. Jonathan Riess
UC Davis Comprehensive Cancer Center

*Dra. Theresa A. Shapiro, doctora en Medicina
Johns Hopkins Kimmel Cancer Center

Dra. Aditi P. Singh
Abramson Cancer Center, University of Pennsylvania

Dr. James Stevenson, líder
Case Comprehensive Cancer Center/ University Hospitals Seidman Cancer Center and Cleveland Clinic Taussig Cancer Institute

Dra. Alda Tam
The University of Texas MD Anderson Cancer Center

*Dr. Tawee Tanvetyanon, máster en Salud Pública
Moffitt Cancer Center

Dra. Jane Yanagawa
UCLA Jonsson Comprehensive Cancer Center

Dr. Stephen C. Yang
Johns Hopkins Kimmel Cancer Center

Dr. Edwin Yau, doctor en Medicina
Roswell Park Comprehensive Cancer Center

NCCN

Kristina Gregory, enfermera registrada, máster en Ciencias de Enfermería, enfermera certificada en oncología
Vicepresidente sénior, Clinical Information Programs

Lisa Hang, doctora en Medicina
Científica en oncología/redactora médica sénior

* Revisaron esta guía para pacientes.
Para divulgaciones, visite NCCN.org/disclosures.

Centros oncológicos de NCCN

Abramson Cancer Center,
University of Pennsylvania
Filadelfia, Pensilvania
+1 800.789.7366 • *pennmedicine.org/cancer*

Case Comprehensive Cancer Center/
University Hospitals Seidman Cancer Center and
Cleveland Clinic Taussig Cancer Institute
Cleveland, Ohio
UH Seidman Cancer Center
+1 800.641.2422 • *uhhospitals.org/services/cancer-services*
CC Taussig Cancer Institute
+1 866.223.8100 • *my.clevelandclinic.org/departments/cancer*
Case CCC
+1 216.844.8797 • *case.edu/cancer*

City of Hope National Medical Center
Duarte, California
+1 800.826.4673 • *cityofhope.org*

Dana-Farber/Brigham and Women's Cancer Center |
Mass General Cancer Center
Boston, Massachusetts
+1 877.442.3324 • *youhaveus.org*
+1 617.726.5130 • *massgeneral.org/cancer-center*

Duke Cancer Institute
Durham, Carolina del Norte
+1 888.275.3853 • *dukecancerinstitute.org*

Fox Chase Cancer Center
Filadelfia, Pensilvania
+1 888.369.2427 • *foxchase.org*

Fred & Pamela Buffett Cancer Center
Omaha, Nebraska
+1 402.559.5600 • *unmc.edu/cancercenter*

Fred Hutchinson Cancer Center
Seattle, Washington
+1 206.667.5000 • *fredhutch.org*

Huntsman Cancer Institute, University of Utah
Salt Lake City, Utah
+1 800.824.2073 • *healthcare.utah.edu/huntsmancancerinstitute*

Indiana University Melvin and Bren Simon
Comprehensive Cancer Center
Indianápolis, Indiana
+1 888.600.4822 • *www.cancer.iu.edu*

Johns Hopkins Kimmel Cancer Center
Baltimore, Maryland
+1 410.955.8964
www.hopkinskimmelcancercenter.org

Mayo Clinic Comprehensive Cancer Center
Phoenix/Scottsdale, Arizona
Jacksonville, Florida
Rochester, Minnesota
+1 480.301.8000 • *Arizona*
+1 904.953.0853 • *Florida*
+1 507.538.3270 • *Minnesota*
mayoclinic.org/cancercenter

Memorial Sloan Kettering Cancer Center
Nueva York, Nueva York
+1 800.525.2225 • *mskcc.org*

Moffitt Cancer Center
Tampa, Florida
+1 888.663.3488 • *moffitt.org*

O'Neal Comprehensive Cancer Center, UAB
Birmingham, Alabama
+1 800.822.0933 • *uab.edu/onealcancercenter*

Robert H. Lurie Comprehensive Cancer Center,
Northwestern University
Chicago, Illinois
+1 866.587.4322 • *cancer.northwestern.edu*

Roswell Park Comprehensive Cancer Center
Búfalo, Nueva York
+1 877.275.7724 • *roswellpark.org*

Siteman Cancer Center, Barnes-Jewish Hospital
and Washington University School of Medicine
San Luis, Misuri
+1 800.600.3606 • *siteman.wustl.edu*

St. Jude Children's Research Hospital/
The University of Tennessee Health Science Center
Memphis, Tennessee
+1 866.278.5833 • *stjude.org*
+1 901.448.5500 • *uthsc.edu*

Stanford Cancer Institute
Stanford, California
+1 877.668.7535 • *cancer.stanford.edu*

The Ohio State University Comprehensive Cancer Center -
James Cancer Hospital and Solove Research Institute
Columbus, Ohio
+1 800.293.5066 • *cancer.osu.edu*

The UChicago Medicine Comprehensive Cancer Center
Chicago, Illinois
+1 773.702.1000 • *uchicagomedicine.org/cancer*

The University of Texas MD Anderson Cancer Center
Houston, Texas
+1 844.269.5922 • *mdanderson.org*

UC Davis Comprehensive Cancer Center
Sacramento, California
+1 916.734.5959 • +1 800.770.9261
health.ucdavis.edu/cancer

UC San Diego Moores Cancer Center
La Jolla, California
+1 858.822.6100 • cancer.ucsd.edu

UCLA Jonsson Comprehensive Cancer Center
Los Ángeles, California
+1 310.825.5268 • uclahealth.org/cancer

UCSF Helen Diller Family
Comprehensive Cancer Center
San Francisco, California
+1 800.689.8273 • cancer.ucsf.edu

University of Colorado Cancer Center
Aurora, Colorado
+1 720.848.0300 • coloradocancercenter.org

University of Michigan Rogel Cancer Center
Ann Arbor, Michigan
+1 800.865.1125 • rogelcancercenter.org

University of Wisconsin Carbone Cancer Center
Madison, Wisconsin
+1 608.265.1700 • uwhealth.org/cancer

UT Southwestern Simmons
Comprehensive Cancer Center
Dallas, Texas
+1 214.648.3111 • utsouthwestern.edu/simmons

Vanderbilt-Ingram Cancer Center
Nashville, Tennessee
+1 877.936.8422 • vicc.org

Yale Cancer Center/Smilow Cancer Hospital
New Haven, Connecticut
+1 855.4.SMILOW • yalecancercenter.org

Comparta su opinión con nosotros.

Complete nuestra encuesta y contribuya para que NCCN Guidelines for Patients sea mejor para todos.

NCCN.org/patients/comments

Notas

Índice

Made in the USA
Middletown, DE
20 September 2025

17863762R00038